専門医がやさしく教えるうつ病

圖解 憂鬱症完全指南 修訂版

日本橫濱市立大學醫學部精神醫學科教授 **平安良雄** —— 著

樂伊珍 —— 譯

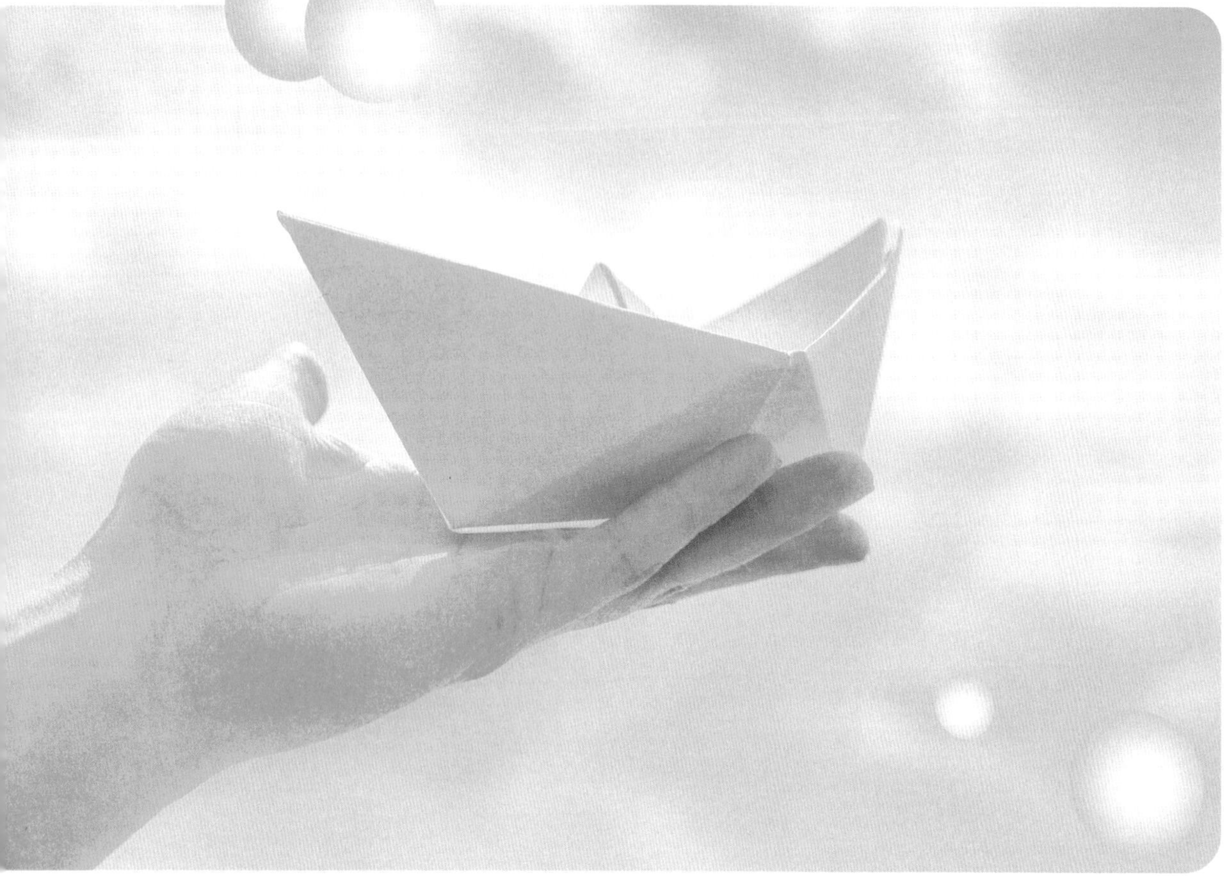

原水文化

目錄

《圖解 憂鬱症完全指南》

〔推薦序〕

憂鬱症與水資源缺乏的比喻

當水資源豐富，如歐洲幾乎全靠阿爾卑斯山的融雪，足以因應歐盟國家常年使用，並不需要特別關心水資源的管理問題。而本身屬水資源極度缺乏的國家，則會認真去發展開源節流的根本作為，例如新加坡是廢水再利用最徹底的國家、以色列則是海水淡化科技的佼佼者。至於台灣水資源完全要靠風調雨順，而且用水總量通常大於儲水量（相對不知珍惜水資源），一旦遇到枯水乾旱期，就會陷入捉襟見肘的限水窘境。

憂鬱症就像現在台灣遇到水資源缺乏的狀態。基本上當外在壓力大時（分成生命里程碑、關係或成就危機等三大類），相對腦能量消耗就會大增，當大腦資源相對豐富（如年輕或高能量體質者），所受波及程度較小；而善於壓力管理者（會求助、安排優先次序、懂得休閒與運動）、或具備彈性、韌性、樂觀等性格特質者，通常懂得如何運用與調節能源，相對不會出現能量耗盡的狀態。

體質、心理或環境相對弱勢者（老年人、重病者、部分女性），因大腦與社會資源相對缺乏（有些女性常因荷爾蒙劇烈變化、易生甲狀腺功能異常、以及失調的反覆思考習慣，而影響大腦功能，導致憂鬱症與焦慮症的罹患率是男性的兩倍），相對容易受到重大壓力源的傷害：性格偏差者（如疑心、衝動、神經質、強迫或依賴等）、認知習慣偏差者（如以偏概全、過度類化、獨斷、自我歸因或極端化等），面對重大壓力源時，則常因過度耗費大腦資源，而容易陷入憂鬱症危機。此外，拼命三郎、工作成癮者，則因休養不足、長期耗盡體力與腦力，也容易導致憂鬱症或過勞死等現象。

憂鬱症的出現，就像水資源枯竭時，需經過適當的診斷與治療，因而能針對問題發生的潛在原因進行徹底檢討，並找到預防勝於治療的方法，改善長期體質，因禍得福。基本原則就在於開源節流，風調雨順無法人為控制，只能問天、祈雨，但北水南引，為區域資源整合良方，促進團結融合；而憂鬱症體質或遺傳問題，同樣只能認命，但謙卑求助，除了有助化解壓力源、得到適當喘息，也能因此得到關懷與智慧傳承，增進人際凝聚力。

但相對於水庫清淤，如休閒、放鬆、充足的睡眠、運動、腦力補充食物（特別是含DHA、色胺酸、維他命等），可以活化或補充腦力。至於節流部分，相對於珍惜水資源的使用，除了時間管理、調整生命優先次序、撙節使用能量之外，則可以接受長期心理治療或諮商，甚至適當的宗教信仰，針對性格與認知偏差進行改善或徹底修正。至於廢水再利用，在大腦相對是藥物（抗憂鬱劑）的作用機轉，同樣是科技的解決方案，有時也是必要的良方。

如同台灣目前亟需完整的水資源管理知識、人才與政策一般，我們也要有憂鬱症治療與預防完全指南、優質的精神醫療人員、完善的憂鬱症與自殺防治政策。這本由日本資深且優秀的精神科醫師，針對憂鬱症所著作的圖解書，深入淺出，非常適合台灣憂鬱症患者、家屬與精神心理相關從業人員來閱讀，甚至可以共同討論或引用的手冊。我非常樂意推薦此書！

郭約瑟
羅東聖母醫院行政副院長暨資深精神科主治醫師

〔審定序〕

病患的告白

沒有一種藥可以醫治不想吃藥的痛苦，
就如同沒有一種心理治療可能預防憂鬱症完全不再復發。
我的確需要兩者，
但每日與藥爲伍或生活在心理治療的陰影下，
眞的很詭異。

診間門一打開，擠進了一群人，子女們嚴肅的陪著一位長者入座。白髮微禿的病人沉悶而不耐煩的坐下，以面帶愁容的呆滯眼神茫然的望著地面。年輕的家人開口打破沉默說道：「我爸爸最近因故體重下降6公斤、整天睡不著覺、體力衰退、白天精神很差已達半年之久。在貴院全身健康檢查後並沒異常結果發現，健檢醫師介紹我們到你的門診就診。」

我一邊聽著兒子的說明，並瞄一下老先生的神情，眉庭深鎖、嘴角緊閉，且不時不安的搓著手。初診的病歷已約略提及病患是位白手起家的小企業家，三年前因感到歲數已大且事業有成而交棒給兒子。兒子接手企業後努力的經營，無奈時值勞力密集產業外移又逢全球經濟不景氣，不幸於半年前小工廠週轉不靈，公司廠房及原居住的透天屋因欠債而被銀行拍賣，自從那時起老先生便常失眠且茶不思、飯不想，漸漸消瘦至今。

我開口說道：「看來您的氣色很不好，睡眠一定很差哦！」老先生：「嗯！」不情願的點點頭。一番問診後我想他應是罹患老年憂鬱症。於是便再說：「阿伯！您的身體消瘦、睡不著覺，且許多事讓您心煩，我開一些藥來補足您元氣，讓您身體比較能安歇好嗎？」原以為老先生會欣然同意。不料卻聽他說：「不用了！我已經向你說過了，我現在這樣子是被我那敗家的小兒子經營公司失敗而虧數千萬元所引起的！」無力的眼神還灑出不少的悔恨，側立在旁的兒子一臉無助與尷尬的看著我。老伯接著又說：「藥是不能解決問題的！所以我不吃藥。」說完便起身準備走出診間。家人陷入一陣慌亂並極力想辦法勸阻，拉扯後老伯還是出走，在踏出診間時，老伯又驀然回首對我說：「若藥吃下去幾千萬元的虧損能找回來，我就吃！」碰一聲！診間的門關了，留下幾位不知所措的家屬……。

藥物真的能撫平心慟者過往的創傷嗎？上述老伯的疑惑一直廣泛在民眾的心中翻滾。問情是何物？憂鬱症是種病嗎？壓力真的那麼恐怖？一直是一般人百思不解的問題。在台灣因憂鬱症而接受治療／求助醫療者不及百分之三十，而這些求助者中僅百分之三十完成所有的療程。上面的數據顯示百分之九十憂鬱症患者幾乎採用「自力救濟」的方式，來面對此疾病之攻擊。自殺目前是台灣十大死因之一，每年近四〇〇〇人自殺身亡（每萬人約1.5至1.8）。不幸的是這些自殺身亡者生前有至少以上可能罹患與憂鬱症相關之精神疾患，這就是為什麼行政院衛生署在前些日子要特別成立一個國家級的自殺防治中心的組織，為的就是藉著投入更多的資源，希冀能將全國自殺死亡率下降。然而了解心理現象與腦部間之密切關聯並不像了解身體的病痛與其它器官異常般的簡單。民眾對心理／精神疾病與腦功能運作間的不熟悉，從離島國小學生的心理健康研究調查反應中可發現，當問題為：「當您有心理困擾時，您會找哪科醫師求助？」天真可愛的多數小學生答案竟是「心臟科！」。由此可知，對民眾心理健康之正確認知部份之教育工作，還有許多努力的空間。

人類的器官中，以腦部最為特別。先天上它被保護的最好，同時人們對它的了解也最少。很多人會特別用心照顧自己的身體，包括護髮、護膚、保護指甲、保養牙齒（每天刷牙），甚至連飲食的食材都要求有機食物。然對於中樞神經，敢問平日可有人努力的專心保養嗎？答案大部份應該是否定的。大腦的生病不只是中風（血管阻塞、出血）、發炎或長腫瘤而已。大腦內容數十億個腦神經細胞，大部份的神經細胞不能像皮膚、頭髮般一直再生。當神經細胞出現問題／產生病變或神經細胞間聯結出現問題時都會產生心理及行為異常的症狀。再者若保養不良亦會衍生很多情緒及行為上之不適。可惜的是民眾常以為腦是百摧不毀的無敵鐵金鋼。當情緒困擾及過大的生活壓力下所導致的行為／生理的不適，常以為那只是「心理作用／因素」罷了，而易忽略了主宰心理現象的腦也同步的遭受到影響甚至功能受損，常見因無知而忌諱求醫。延誤處理的結果常導致腦部更大的損害。頭部外傷或因故傷及顱內腦神經時，神經外科介入的時間點常以「黃金分鐘」的概念採取行動，民眾也都能接受「早期發現，及時治療」的基本原則。同樣的以心理現象為表徵的腦部病變，民眾卻能一忍再忍，能拖則拖，真是可惜！

民眾就是因為腦部的正常活動與心理現象之關聯原本就了解不多，故對腦的生病現象一知半解。假若上述老伯不是因錢財損失而導致情緒低落、失眠及體重下降；而是因故走路不小心被摩托車撞斷腿骨，則車禍後老伯一定會急忙到醫院接受X光檢查。其結果從X光圖片中將可看出明顯骨折的影像，老伯於是接受開刀等常規的治療。上述的醫療過程相信每個人都同意也能接受。但若老伯受到錢財損失的衝擊後，現代的新科技也已能清晰的證實其腦的功能亦同步呈現明顯的受損，則老伯的反應可能不一樣。然而現今的常規醫療檢查因不能將腦部的變化及時的運用影像讓民眾了解，故民眾便可能覺得腦是完整無傷的。事實上神經科技的進步已使許多科學家能證實目前所謂「心理／靈的創傷／記憶」之現象，大腦均有其相對應的變化，只是太微細而致目前常規的醫療儀器無法敏感的偵測出而已。故現今的問題不是沒有更精密的儀器檢查出大腦的變化，而是還沒開發出經濟簡易又準確的工具以提供臨床常規的廣泛使用而已。從歷史的發展而言，一般身體器官／結構的X光檢查早在一〇〇年前已被發明並廣泛在臨床工作中使用了，但直到一九七〇年代，醫療研究人員才發明並使用電腦斷層偵測大腦中各部份的解剖變化。由此可知，醫學技術對大腦的探究比對其它器官的探究緩慢且困難許多，更不用說一般民眾對腦衍生的情緒問題的了解，更是不易入門。

憂鬱症是腦部多種病變中之一種，很廣泛的發生在人群間。預估在台灣約有數十萬人為此所苦，然因其疾病／病因／病理均屬微細的分子層次，常規儀器之檢查不易發現異常，故一般民眾理解更不易。日本橫濱市立大學醫學研究所精神醫學教授平安良雄醫師所著《圖解憂鬱症完全指南》，即用很淺顯易懂的文字，再加上生動活潑的圖解，希冀讀者能在無負擔的狀況下快速吸收與憂鬱症相關之醫學知識。該書原以日本民眾為基調而寫作發行，在翻譯校閱的過程中，編輯小組將不符合台灣國情的小部份刪除，並略增符合台灣之現況的補充資料，但願如此修正，在不減損原著之原意下，能更貼近讀者閱讀之方便性、可親性及可用性。

憂鬱症是種較隱晦不明的疾病，病人深以為苦且常以為肇因於自己意志不堅或韌性不夠而被壓力擊垮，故不敢向外訴說／求助。家人也常陷在無知、無望及憤怒的複雜情緒中，甚至常懷疑他／她「真的生病了嗎？」「還是無病呻吟呢？」，真的不知所措。社會也因此而付出很大的代價。幾年前世界銀行的研究報告也指出憂鬱症是對目前社會經濟負擔很重的疾病之一。有鑑於此，但願此書的出版能稍解深受煎熬的病患及家人些微燃眉之急，也但願在大家的努力下，疾病能漸好轉，迎向美好未來。

楊延光
國立成功大學醫學院附設醫院精神部主任

〔作者序〕

要有「想醫好」的意願，也要相信「一定會醫好」

憂鬱症是極普通的疾病，每14至15個日本人當中，就有1人一生至少會罹患一次。但是，目前仍有許多人以為自己不會和憂鬱症扯上關係。

實際上，日本的憂鬱症患者據估計約有三六〇萬人，但其中被診斷為憂鬱症而接受治療的人，只不過一〇〇萬人左右。其餘的人則被認為若不是沒有被正確的診斷出來，就是沒有自覺到不適而未就醫。

的確，憂鬱症是自己很難察覺，也不容易被周遭的人發覺的疾病。雖然它是心理疾病，但在病發初期，經常先出現失眠、食慾減低等生理症狀，因此有時會判斷錯誤。

另外，很多人還持有這樣的刻板觀念：以為得了憂鬱症一定會灰心喪志、閉居家中足不出户，因此在沒有明顯的精神症狀以前，就認為「那不是憂鬱症」。

近年來，媒體上有關憂鬱症的報導越來越多，這個疾病名稱已廣為人知，儘管如此，大眾對憂鬱症的認識還是說不上正確，在許多方面仍存有誤解或偏見。

罹患憂鬱症時，患者應該進一步去理解這疾病，並抱持著「想醫好」的意願，而且還要相信「一定會醫好」，才能提高治療效果。同時，家屬和職場同事的支持，也是治癒憂鬱症的關鍵。

本書從憂鬱症的基本知識，到服藥方法、精神療法、家屬和職場的做法、預防復發的壓力管理法等，都有詳盡細膩的說明和建議。

但願本書能有助於憂鬱症患者脫離痛苦，進而以輕鬆的心情度過每一天。

第1章

憂鬱症就是這種疾病

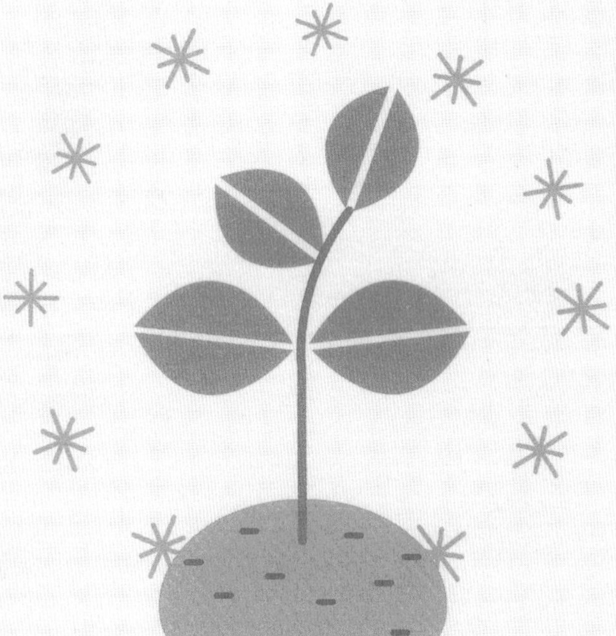

任何一位現代人都是「憂鬱症」的候選人

憂鬱症被認為是「心靈的感冒」，但並不是休息二、三天就會好的病。憂鬱症必須由專科醫師做適當的診斷及治療。

情緒低落、沒有幹勁的心理疾病

人在厭倦時，情緒會低落、感到鬱悶，但經過一段時間就會恢復正常。

不過有些人會一直悶悶不樂，老是提不起勁，對過去感到有趣的事失去興趣，甚至連試圖改變心情的氣力也沒有。這種心理狀態就稱爲「憂鬱」，也是憂鬱症的典型症狀。

憂鬱症的主要原因，就是壓力超過負荷。在壓力很大的現代社會中，由於任何人都可能得到憂鬱症，所以憂鬱症也被稱爲「心靈的感冒」。

但是，憂鬱症和身體的感冒不一樣，休息幾天並不會好，甚至治癒之後還會復發。

除此之外，憂鬱症嚴重時會引發自殺。這是憂鬱症最大的問題點。

雖然要花很長時間，但終究會治癒的疾病

一旦得了憂鬱症，心情就會好像走進黑暗的迷宮般感到絕望，但只要接受適當的治療，難受的憂鬱症狀就會消除。

雖然完全治癒憂鬱症需要花相當長的時間，但終究可以回到原來的光明世界。

重要的是，千萬不要以爲「大概是因爲疲勞才會鬱悶」而置之不理，應盡早尋求專科醫師診治。

MEMO

每 14 至 15 個日本人當中就有 1 人會罹患憂鬱症

心理健康時，或許以為只有某些特定的人才會得憂鬱症。但是，根據統計報告，14 至 15 個日本人當中，就有 1 人一生中至少會得過一次憂鬱症。

據說，近來男性的憂鬱症患者大量增加，本來這是女性比較容易得到的疾病，大約 10 個女性當中就有 1 人會罹患憂鬱症。

因此，從這個比例可知，憂鬱症絕不是罕見的疾病，當心靈疲倦時，任何人都可能得到，它是極為普通的疾病。

下面這些狀態是憂鬱症的開始

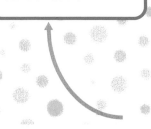

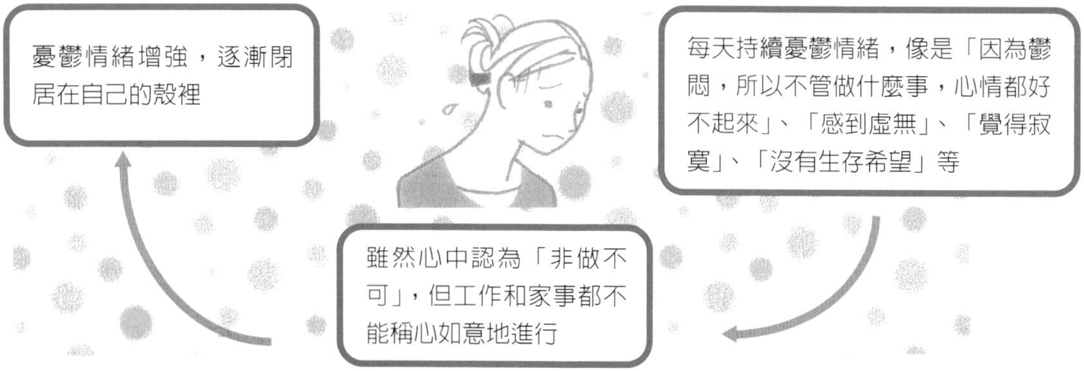

憂鬱情緒增強，逐漸閉居在自己的殼裡
每天持續憂鬱情緒，像是「因為鬱悶，所以不管做什麼事，心情都好不起來」、「感到虛無」、「覺得寂寞」、「沒有生存希望」等
雖然心中認為「非做不可」，但工作和家事都不能稱心如意地進行

「憂鬱症」和一般的「憂鬱情緒」的差異

	憂鬱症	憂鬱情緒
鬱悶狀態的程度（強度）	非常沮喪，且有脫離現實的想法（陷入妄想）	沮喪的程度輕微，幾乎不會有脫離現實的想法
鬱悶狀態的持續期間	每天都懷著憂鬱情緒，而且持續 2 週以上	雖然有時會感到憂鬱，但並非每天
鬱悶狀態的變化	即使有值得高興的事，心情還是好不起來	有值得高興的事，心情就很好
日常生活的變化	不能像過去那樣工作或做家事。無意轉換心情	日常生活幾乎沒有改變。藉由購物或旅行等就能轉換心情
一天當中的情緒變化	大多是早上心情惡劣，傍晚時就變好	幾乎沒有改變。傍晚時就感到疲倦
人際關係的變化	不想與人接觸，有時連家人也不想見到	與人相處、互動時會覺得比較高興
對嗜好等的感興趣程度	失去興趣，即使勉強從事也無法集中精神，只覺得倦怠	從事與嗜好相關的活動時會比較開心，感到快樂

無論是患者本人或周遭的人，都很難察覺到憂鬱症

出現憂鬱狀態時雖然很痛苦，但患者往往有不願承認那是疾病的傾向，而周遭的人也很難察覺患者的苦惱。

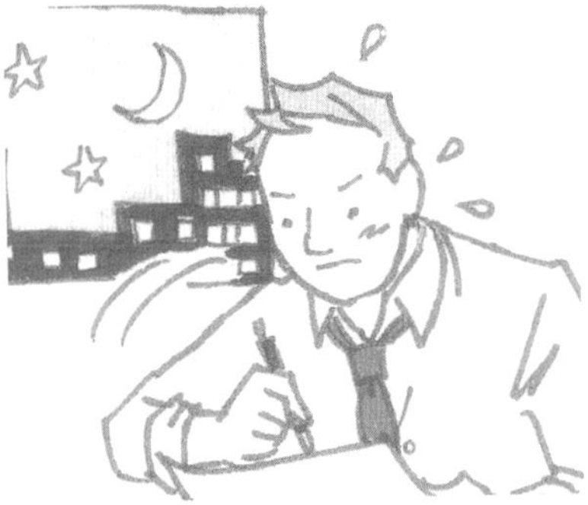

一旦得了憂鬱症，專注力會降低，工作上的失誤也跟著增多。但是很多人並不認為那是生病引起的，而以為是「自己的努力不夠，非得更加努力不可。」於是愈發硬撐，反而使憂鬱症更加惡化

有憂鬱症的人很難察覺到壓力

有些人雖然壓力上身，但本人並不會意識到。尤其是非常認眞、責任感較重的拚命三郎，這種傾向很強。

這種類型的人即使感到身心不適，也不願意讓周遭的人知道他的痛苦，而勉強持續工作。甚至飯也不吃或假日也不休息，就只想工作。

但是他本身所沒有意識到的壓力在持續累積下來之後，就會出現各種憂鬱反應。

工作順利且情緒穩定時，姑且不論；一旦期待落空、遇到挫折時，憂鬱症就可能突然發作。

即使得了憂鬱症，只要在症狀尚輕時尋求精神科診治，就能及早治癒。但是，由於患者沒察覺得到憂鬱症，而錯失治療時機，導致慢性化的案例卻很多。

目前，日本的憂鬱症患者估計約有 360 萬人，其中有接受適當治療的大約占 3 成

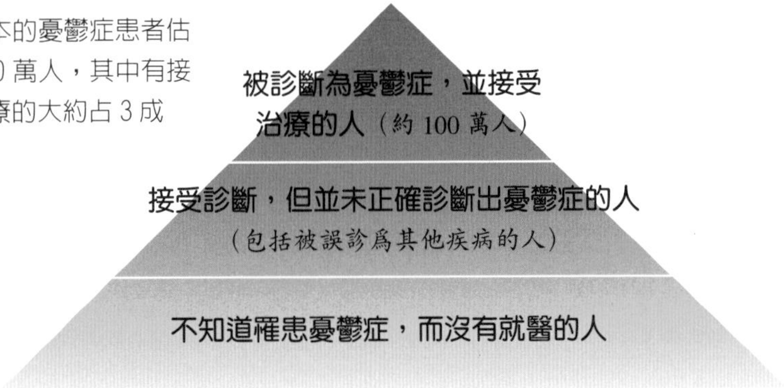

容易被周遭的人誤解

憂鬱症特有的症狀，就是患者會感到非常痛苦，但周遭的人卻很難認爲他生病了。

憂鬱症狀嚴重時，動作會變得遲緩，工作效率也會降低，這種情況很容易被誤解爲「偷懶」。

但是，即使患者想趕快把眼前的工作做完，大腦和身體卻不聽使喚，因此在喪失信心之下，就責備自己：「能力變得這樣差，簡直就是個廢人。」

反之，有些人會出現焦躁不安或衝動的行爲，甚至在工作上看起來很努力，因此有時會被認爲「脾氣雖然不好，但精神好像很好。」

這樣的人，即使在周遭的人看來以爲他好像精神很好，但那也只是外表，其內心簡直就是坐立不安而有強烈的焦躁感，正和痛苦在搏鬥。

有憂鬱症的人容易被誤解

周遭的人認為……		患者是……
✕ 做任何人都能做的簡單工作竟然要這麼久，是不是缺乏幹勁？	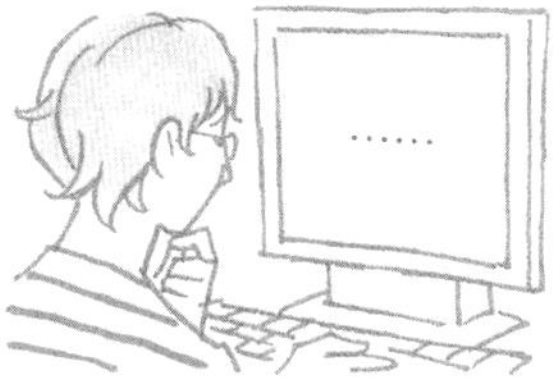	○ 感到非常疲倦，無法思考，身體也不聽使喚。
✕ 雖然完成工作，卻錯誤百出。不告誡他一番不行。	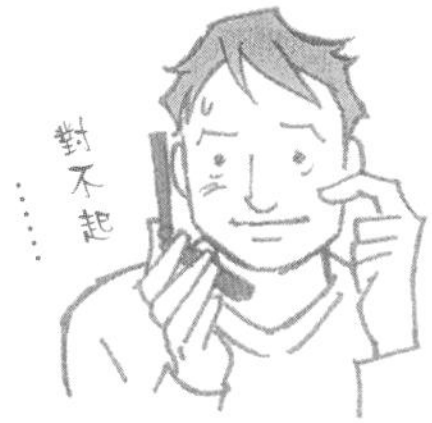	○ 自覺思緒和專注力降低，正竭盡全力努力去做。
✕ 焦躁不安、慌慌張張地到處走動，是不是精力過剩？	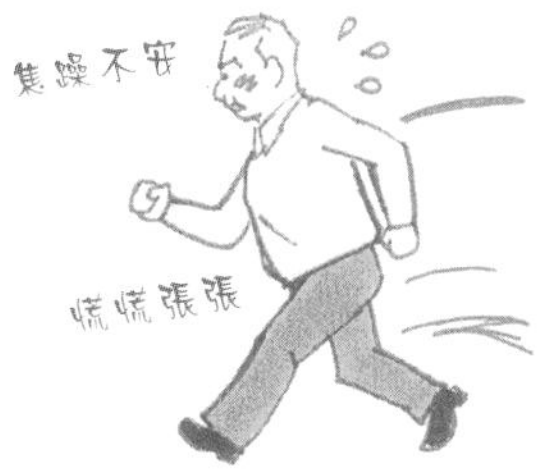	○ 有強烈的不安感和焦躁感，無法平靜下來。

哪些性格的人比較容易累積壓力？

據研究，具有某些性格的人比較容易得到憂鬱症。但是，無論哪一種性格都是與生俱來的個性，主要的問題在於對那種性格做出極端的表現時。

越是認真、責任感越重的人，越容易壓力過大

許多憂鬱症患者都是認眞且一絲不苟、注重秩序和規則、富協調性、正義感和責任感很強的人，像是在職場上受上司信賴的模範職員類型，以及在學校受到老師和同學另眼看待的優等生類型的人。

這種性格，在社會上得到很高的評價。但是從另一方面來說，也可能會有剛愎自用、冥頑不靈的缺點。

比方說，完全沒有「明天也可以做的事就等到明天再做」或「運用排定優先順序的方法來處理工作」這種彈性的想法，就只想盡力達到完美，有持續背負壓力的傾向。

心情轉換較慢的人容易把壓力藏在心裡

即使是容易累積壓力的性格，只要能夠控管好壓力的話，也不會導致心理疾病。

例如，被上司指責文件不完備時，若能認為「為了不再犯同樣的錯誤，以後要小心一點」的人，就不會累積壓力。

但是，若覺得「讓上司責備，自己便是沒用的職員」而對失敗耿耿於懷，一直很在意上司的評價，那麼壓力就會累積。

也就是說，擁有壓力過剩型的性格，而且不善於處理壓力的人，就比較容易得到憂鬱症。

POINT

即使是抗壓力比較強的性格，也可能會得到憂鬱症

相對於容易得到憂鬱症的性格，即使是具有悠然的自我步調型性格的人，也會得到憂鬱症。

罹患憂鬱症的最大原因就是「壓力」。無論是抗壓力多強的人，只要遭受到的壓力超過自己能力能夠處理的時候，心靈就有可能生病。

在瞬息萬變的現代社會，以往不曾出現過的新壓力源不斷產生。生活在這種壓力鍋之中，任何人都必須注意心理健康的調適。

☼下面這 6 種類型的人容易得到憂鬱症☼

對方優先於自己

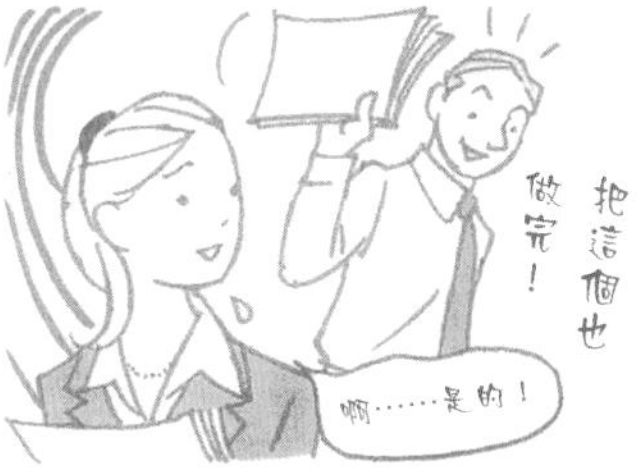
把這個也做完！
啊……是的！

「不敢拒絕別人的要求」、「即使有想說的話也不敢說」的人，容易把壓力藏在心中。

一絲不苟、責任感強、熱心工作

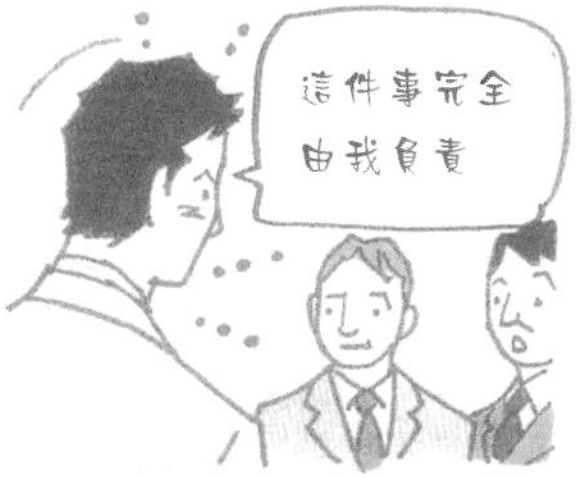
這件事完全由我負責

凡事都想要求完美，不能把工作委由他人處理，而是自己獨自承攬，以致身心俱疲。

不能訂立優先順序

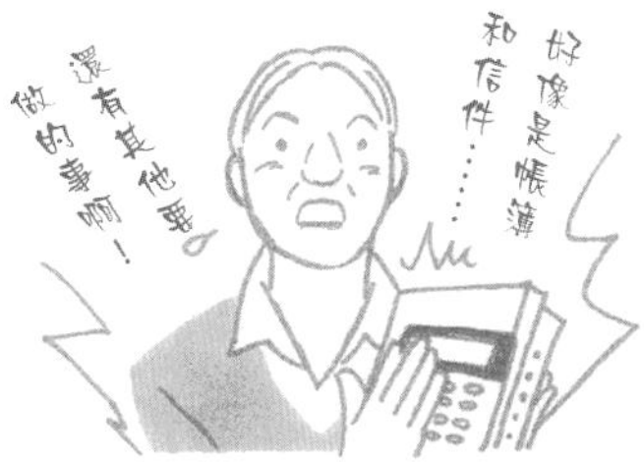
好像是帳簿和信件……
還有其他要做的事啊！

手中同時有好幾件工作時，完全不能運用排定優先順序的方法，一切都想要求完美，壓力越積越多。

注重秩序

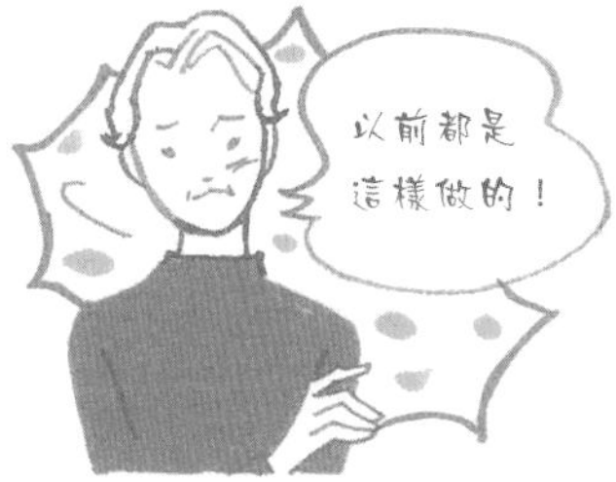
以前都是這樣做的！

拘泥於秩序和規則的人，一旦狀況改變，自己的步調被搞亂，就會累積壓力。

不能轉換心情

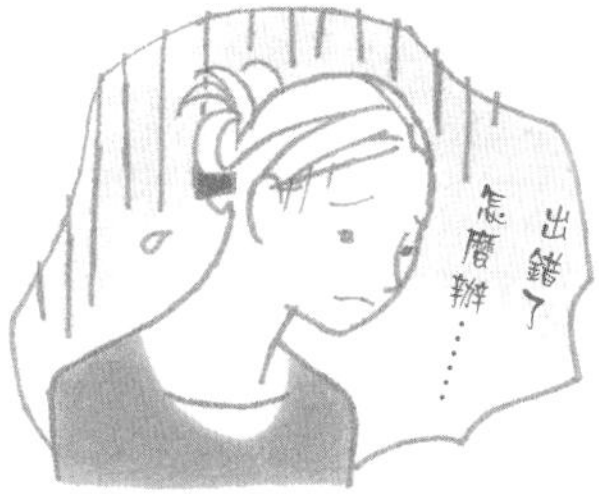
出錯了
怎麼辦……

失敗時的打擊一直延續無法擺脫，變得神經質，越來越一絲不苟，因此背負很大壓力。

在意周遭他人的評價

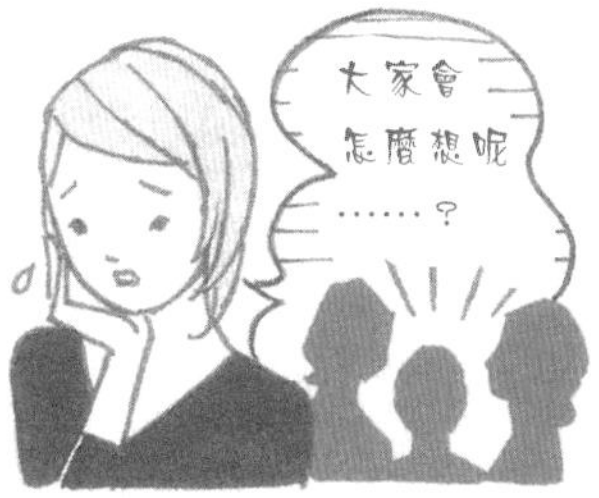
大家會怎麼想呢……？

在意別人如何看待自己，不敢依照自己的想法行動，常會導致壓力過剩。

哪些狀況會引發憂鬱症？

造成憂鬱症的原因並不僅止於遭逢重大事故，平常累積的壓力，長期持續下來也容易引發憂鬱症。

遭遇「喪親」是很大的壓力源

引起憂鬱症的壓力，因年齡和性別的不同而有所差異。

如果是女性的話，為了家庭中的糾葛因素，像是婆媳、親子、夫妻不合，照護父母，孩子的教育問題等，因此而得病的案例很多。另外，在職業婦女已普及的近幾年，因為職場的人際關係而心理極度疲乏的女性也很多。

在男性方面，如過勞、被解雇、調職、退休等工作上的事故或經濟問題，都是造成壓力的原因。

而男女共同的最大壓力，就是親人生病或死亡，以及自己本身生病等。尤其是與身邊重要的人別離時，

容易引發憂鬱症的事件

與重要的人別離

對自己來說是無可取代的人，如配偶、父母、親友等，或等同家人的寵物死亡時，因深感悲傷和失落而導致憂鬱症的案例很多。

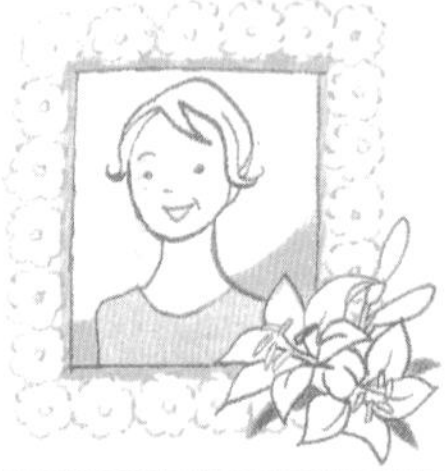

人際關係的困擾

如夫妻、婆媳、親子等的家庭關係，與親戚或鄰居間的往來，職場人際關係的糾葛等，也都是引發憂鬱症的成因。特別是家庭關係的問題，很容易造成慢性壓力，提高得病的機率。

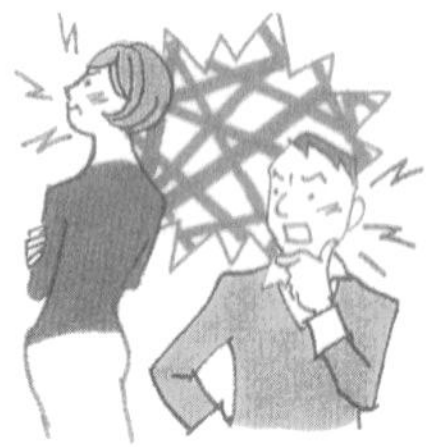

職場的問題

如被解雇、被派往他地工作、被調職等，非出自本人意願的環境改變，會成為很大的壓力。越是不能適應環境的人，越容易陷入憂鬱狀態。

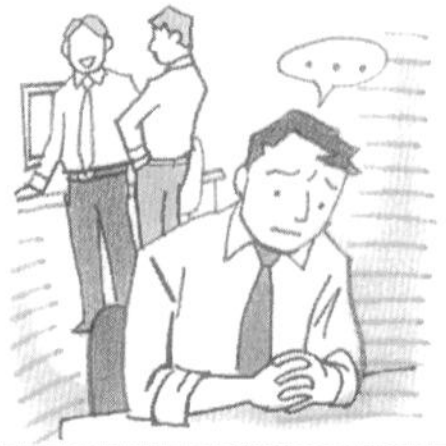

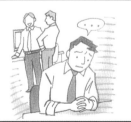

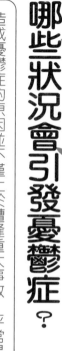

往往有深深的失落感，很容易引發憂鬱症。

近年來，因爲等同家人的寵物死亡而得憂鬱症的人，也有逐漸增加的趨勢。

即使是令人高興的事也會造成心理負擔

並非只有負面的事件才會造成壓力，有時遇到自己所期待的值得高興的事，也會成爲強加於心理上的重擔。

如就職、結婚、升遷、轉任、搬新居等就是引爆點，因此而得憂鬱症的案例很多。

這些原因的共同點，就是「環境的變化」。像是離開過去熟悉環境的寂寞感，對新生活的不安感，以及責任加重等的心理負擔，都會造成壓力。

對女性來說，懷孕、生產也是壓力源之一。來自身體的變化，與不安、緊張等的心理變化相結合，也會引發憂鬱症（請參閱第52頁）。

長期壓力造成的不良影響，比一時的強大壓力還大

另一方面，即使沒有遭遇到特別重大的事故或環境改變，也可能會引發憂鬱症。

實際上，在所有的憂鬱症患者當中，有些人就是查不出得病的原因。有許多患者即使持續失眠、工作失去衝勁，也想不出究竟從何時開始、發生過什麼事才變成這樣。

像這種案例，可認爲積壓（壓力）成疾，也就是平常的小壓力不斷累積，結果壓力超過負荷，憂鬱症就上門了。

離婚

被配偶單方面提出離婚要求，心理受到重大打擊無法平復，也會導致憂鬱症。這種情況雖然以女性居多，但最近由於不照顧家庭，被妻子逼迫離婚以致罹患憂鬱症的男性也明顯變多了。

孩子獨立

把孩子的成長當成生存價值的父母（特別是母親），當孩子長大獨立或結婚離開身邊時，由於失去做為父母角色的重心而產生孤獨感，也會得憂鬱症。

屆齡退休

有些可以好好享受屆齡退休的人，會因為「自己不再被社會需要」的失落感而得到憂鬱症。過去一直為公司拚命而沒有親密朋友或嗜好的人，這種傾向往往很強。

搬家

搬到喜愛的新居之後，得到憂鬱症的人也很多。因為搬家需要打包和處理各種繁瑣的事，壓力上身時，卻沒有察覺自己精神緊繃，因此一搬到新居就得病了。

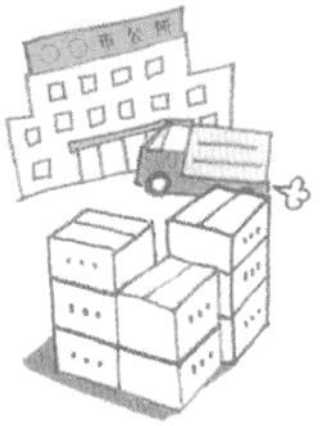

心理疾病和大腦有密切關係

憂鬱症的源頭雖然是壓力，但腦內的「神經傳導物質」功能失調（dysfunction），則被認為是得病的直接原因。

神經細胞異常引起抑鬱症狀

憂鬱症的得病過程，目前雖然還有很多不解之處，但已逐漸釐清它與大腦傳遞資訊的「神經傳導物質」有關。

我們之所以能夠心情平靜地生活或積極工作，就是因爲腦內各種神經傳導物質運作正常。

憂鬱症表現在外的憂鬱症狀，可能是因爲神經細胞功能降低，訊息傳遞不暢通而引起。

憂鬱症是心理疾病，但因爲與大腦有密切關係，因此從醫學角度來說，可視爲腦部的疾病。

大腦內部就是這樣傳遞訊息的

讓我們來看看腦內的訊息傳遞結構。

一般認爲，人腦裡面有一千億個以上的神經細胞。

這些神經細胞並非直接連接在一起，各神經細胞之間有所謂突觸（synapse）形成的微小空隙。

神經細胞傳遞訊息時，來自神經細胞的神經傳導物質會由末稍向突觸裂隙釋出，然後和下一個神經細胞膜上的受體結合。

因此，傳遞訊息到下個神經細胞後，神經傳導物質便離開原受體，而再次被前突觸神經細胞回收。

也就是說，神經傳導物質經常在突觸裂隙內移動，同時傳遞訊息。

而神經傳導物質，光是目前被確認的大約就有一百種左右。

其中，與心情、意願、不安、興奮等訊息傳達有關的，是血清素（serotonin）和正腎上腺素（noradrenalin）。

引起憂鬱症狀的原因，有兩種說法：一種是血清素和正腎上腺素的量減少所致；另一種是受體出問題。雖然上述說法都還是在假設階段，但憂鬱症是因爲腦內的訊息傳遞功能降低引起的，這一點並沒有爭議，而使用抗憂鬱劑，就是爲了使其功能恢復正常（可參閱第78頁）。

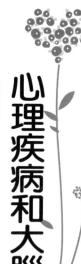

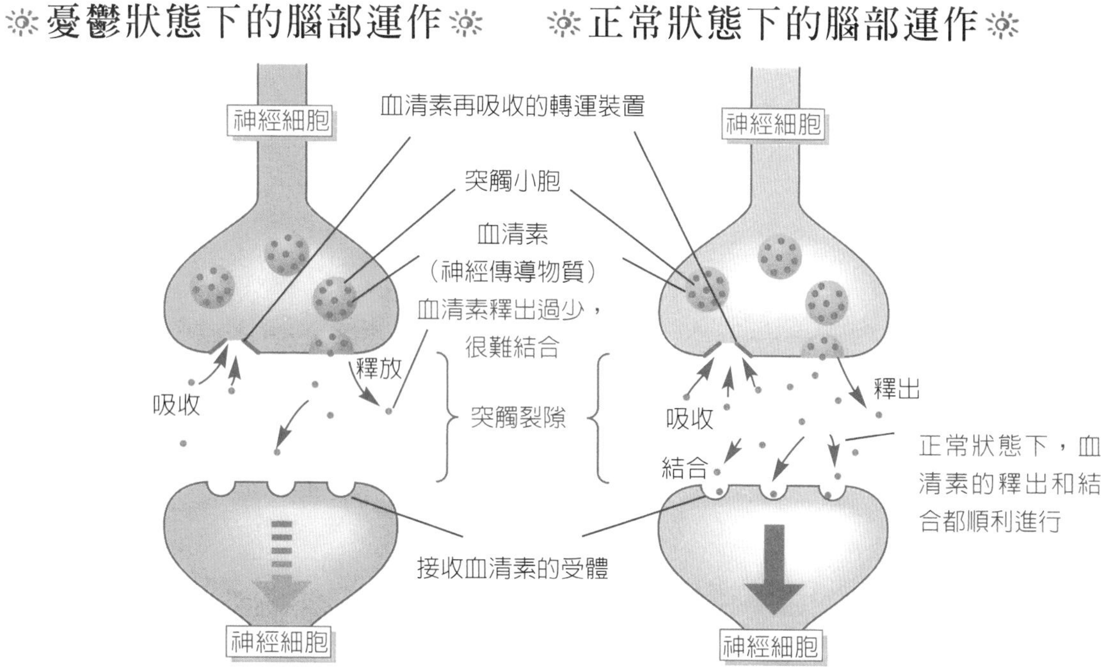

神經之間訊息傳遞不順利，大腦運作的功能降低，造成思考和感情等精神活動的障礙

神經之間的訊息傳遞若順利，大腦就能靈活運作，思考和感情等的精神活動也正常

不可不知！

血清素和正腎上腺素的作用

左右心情的血清素

血清素大量釋出，強烈影響神經細胞時，心情就會變得開朗、感到樂觀。

反之，血清素減少時，人就會變得悲觀、悶悶不樂。

憂鬱症的特徵之一的憂鬱症狀，被認爲是血清素不足所引起的。

與興奮相關的正腎上腺素

正腎上腺素大量釋出時，人會變得積極，專注力和記憶力提高。

反之，正腎上腺素減少時，會造成熱情減退，變得消極，專注力和記憶力降低。

罹患憂鬱症時，之所以對什麼事都提不起勁，被認爲是與正腎上腺素不足有關。

身體的疾病也會導致憂鬱症

已知罹患癌症、糖尿病、心臟病、腦溢血、失智症等疾病的人，比健康的人更容易得到憂鬱症。

各種容易誘發憂鬱症的疾病

糖尿病

這是引起憂鬱症的容易程度僅次於癌症的疾病。罹患糖尿病時，應進行嚴格的食療、運動及自我注射胰島素等方面的限制和管理。而且，糖尿病會引起視網膜病變或神經病變等的併發症，也會使患者產生不安。這些都會加重壓力。

癌症（惡性腫瘤）

被告知罹癌時，遭遇面臨死亡的不安和恐懼的襲擊，是相當大的壓力。而疼痛、藥物的副作用以及擔心復發等，更會使肉體和精神都很痛苦。有報告指出，癌症容易引起憂鬱症，高達 25%的癌症患者有憂鬱症。

腦溢血

腦溢血是腦血管破裂或阻塞而導致腦功能障礙的疾病。如果與情緒或感情有關的部分受損，就會出現憂鬱症狀。另外，如果後遺症導致運動和語言障礙、日常生活能力完全改變等，就會造成壓力。

心肌梗塞

心肌梗塞發作時會突然感到胸部劇痛，並持續三十分鐘以上。而發作後會被強迫靜養，因此覺得體力衰退有一股無力感，或懷有強烈的不安感，老是擔心「是不是還會復發」，就可能導致抑鬱症狀。

其他

如膠原病（全身性紅斑性狼瘡、風溼症）、痛風、帕金森氏症、甲狀腺機能亢進症、肝炎、慢性腎功能不全、亨丁頓舞蹈症（Huntington's Disease）、感染 HIV（愛滋病）等，也是併發憂鬱症的機率較高的疾病。

失智症

老年罹患憂鬱症會出現和失智症一樣的症狀，如經常忘記東西、不知道自己的住所等。憂鬱症可以用藥物恢復健康，但失智症則否，其藥物改善的效果較差，是屬於不同類型的疾病，但有時失智症會合併有憂鬱症。

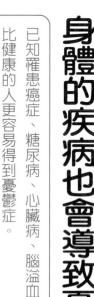

疾病造成的痛苦和不安是很大的壓力

憂鬱症是心理疾病，但和身體疾病有密切關係。身體疾病導致的痛苦、不安，以及住院之類的環境變化等，都會成爲精神壓力，因此有時也會引起憂鬱症。

另外，也有因爲內分泌、代謝、大腦、神經等的功能障礙而引起憂鬱症的案例。

身體疾病的治療和心理照護都很重要

癌症、糖尿病等身體疾病併發憂鬱症時，會使症狀惡化，即使治癒也容易復發。爲了避免發生這種情況，治療身體疾病的同時，也要關照心理健康。

例如，有研究報告指出，治療癌症時，也要一併接受心理治療。憂鬱症狀改善的患者，其癌症惡化的進行速度將會趨緩，存活時間也可拉長。

反之，一般認爲只要憂鬱症惡化，癌症惡化的速度也會加快。

因此，爲了提高癌症的治療效果，對憂鬱症的治療也不可或缺。

此外，罹患糖尿病時，患者在飲食、運動及施打胰島素等方面的自我管理很重要，然而一旦得了憂鬱症，生活規律就會被打亂或降低治療意願。就因爲這個原因，現在對糖尿病患者的心理照護的重要性，已被重新認識。

身體疾病如果合併有憂鬱症時，容易妨礙復原，必須積極治療憂鬱症才行

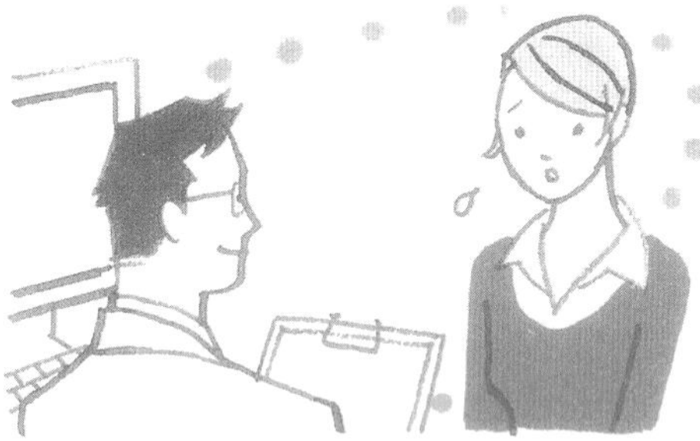

不可不知！

有時治療其他身體疾病所服用的藥物也會導致憂鬱症

有時，受到治療其他身體疾病所服用的藥物影響，也會導致憂鬱狀態。這種現象稱爲「藥物起因性憂鬱症」，服用期間越久就越容易得病。

容易引起憂鬱症的藥物如下：

★治療帕金森氏症的藥
★治療C型肝炎用的干擾素（interferon）
★部分抗惡性腫瘤的藥
★用於治療膠原病等的類固醇
★降血壓藥（特別是利血平[reserpine]）
★口服避孕藥（最近認爲就算是低劑量的避孕藥，但黃體素過多也會引起憂鬱狀態）
★抗癲癇藥
★部分抗結核藥

通常，只要病情改善不再服藥，憂鬱症的症狀也會減輕。

憂鬱症也會使身體健康走下坡

因為是「心理疾病」，所以沒有生理症狀，這是錯誤的想法。大多數的憂鬱症患者，都是自覺到生理症狀，懷疑身體有病才去求醫的。

出現生理症狀明顯多於憂鬱症狀

第一次得憂鬱症的人，先自覺到生理症狀而上醫院求診的案例很多。

特別多的症狀，就是倦怠感、頭痛、肩膀酸痛、腰痛、耳鳴、暈眩、手腳發麻、食慾不振、體重減輕、便祕、腹瀉等。

有時會同時或接續出現這些症狀當中的好幾個，一如頭痛消失後接著手腳發麻，症狀不斷改變。

由於明顯出現這種生理症狀，因此大部分的患者會到內科或骨科求診，但即使進行檢查，也沒有發現身體異常。甚至為了消除症狀而服藥，也沒有獲得改善。

在此階段，有些醫師會懷疑是否為憂鬱症，而介紹患者去看精神科，但有些醫師則認為：「沒有異常，只要放輕鬆，很快就會好。」而叫病人不用擔心。

此外，對於抱怨胃腸不舒服的患者，也有醫師把它當作「慢性胃炎」、「過敏性腸症候群」（又稱為「腸躁症」）等來醫治。

但是，伴隨憂鬱症而來的生理症狀，接受內科治療並不會好轉。因此，患者當中，有許多人不斷換醫院求診，陷入「逛醫院」（doctor shopping）的狀態。於是接受好幾次同樣的檢查，白白浪費時間和金錢。

POINT

持續出現這種症狀時，就直接去看精神科

第一次得憂鬱症的人，大概不會察覺食慾不振等症狀是因為憂鬱症引起的。但是符合以下的任何一項狀況時，就必須接受精神科或身心科診斷看看。

- 有強烈的疲勞感或倦怠感，卻檢查不出異常。
- 體重減輕，醫師卻說沒有不正常。
- 看過各種診療科，卻得不到明確的病名。
- 接受藥物和注射等的對症治療，但症狀並沒有改善。

伴隨憂鬱症而來的主要生理症狀

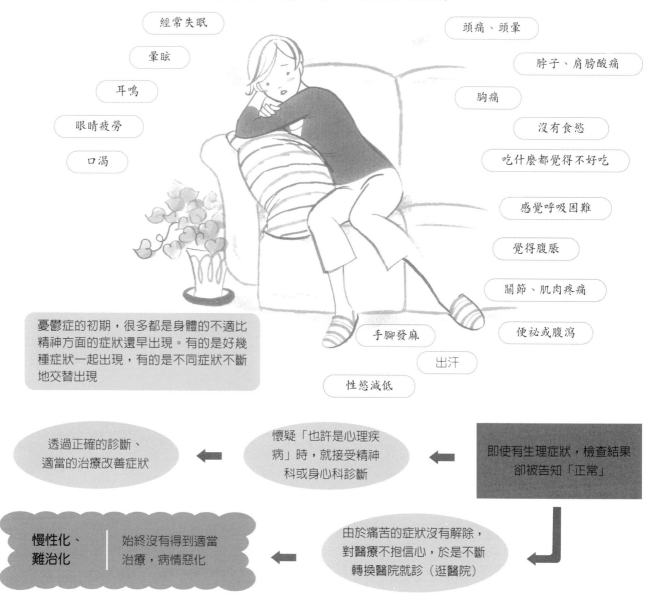

- 經常失眠
- 暈眩
- 耳鳴
- 眼睛疲勞
- 口渴
- 頭痛、頭暈
- 脖子、肩膀酸痛
- 胸痛
- 沒有食慾
- 吃什麼都覺得不好吃
- 感覺呼吸困難
- 覺得腹脹
- 關節、肌肉疼痛
- 便祕或腹瀉
- 手腳發麻
- 出汗
- 性慾減低

憂鬱症的初期，很多都是身體的不適比精神方面的症狀還早出現。有的是好幾種症狀一起出現，有的是不同症狀不斷地交替出現

即使有生理症狀，檢查結果卻被告知「正常」

← 懷疑「也許是心理疾病」時，就接受精神科或身心科診斷

← 透過正確的診斷、適當的治療改善症狀

↓ 由於痛苦的症狀沒有解除，對醫療不抱信心，於是不斷轉換醫院就診（逛醫院）

← 始終沒有得到適當治療，病情惡化

慢性化、難治化

焦慮症（anxiety disorder）

任何人背負強大壓力或受到威脅時，都會感到不安或恐懼。當不安和恐懼極端強烈並長期持續時，就稱為不安障礙。

泛焦慮症（generalized anxiety disorder）

沒有明確的對象和狀況，對模模糊糊的事持續懷抱強烈的不安感。擔心各種事，如生活、健康、工作等，不能專心，容易疲倦。同時有發抖、頭痛、心悸、呼吸困難、暈眩等生理症狀。

恐慌症（panic disorder）

突然感到強烈的不安或死亡的恐懼侵襲，引起心悸、呼吸困難、暈眩、冒冷汗等自律神經症狀。一旦曾經發作過，「是不是還會發生」這種預期恐懼就會增加，嚴重時會不敢外出。這種病以年輕人居多。

其他的焦慮症

★懼曠症（agoraphobia）

對置身於求救無人的狀況，如處在非常擁擠的場所、在緊急時無法逃離的地方、只有一個人在家等，懷有強烈的恐懼。

★強迫症（obsessive compulsive disorder）

即使知道自己做的是無意義的行為，但由於不這樣做會更加不安，所以就違反自己意願而行事。例如，外出後，一想到大門是否忘了上鎖，就返回確認，並重複好幾次。此外，也有人被「從月台躍下」的強迫觀念束縛。

★社交恐懼症（social phobia）

處於眾目睽睽的場合，例如開會等，就非常恐慌。這還包括在人前就緊張而面紅的害羞恐懼；不敢與人視線交錯的視線恐懼；在人前寫字手就發抖等。

★特定恐懼症

雖然沒必要恐懼，但對某特定的對象或狀況相當害怕，而陷入恐慌狀態。如高處恐懼症、密室恐懼症、黑暗恐懼症、害怕尖銳物品的尖銳恐懼症……等等。

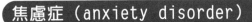

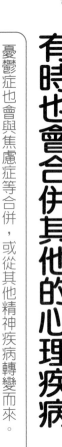

適應障礙症（adjustment disorder）

在大的壓力（如就職、獨立、離婚、失業等環境變化）上身時所引起的障礙，就稱為「適應障礙」。會出現憂鬱、不安、焦慮等症狀。以感情障礙為主，若發生在青年期，有時會引起自暴自棄的問題行為。大部分的人發病後幾個月内就能治癒，可是一旦時間拉長，有時就會轉為憂鬱症。

精神分裂症（schizophrenia）

以幻覺、妄想、自閉傾向、社會功能／角色退化等為特徵的精神疾病。急性期的症狀透過藥物改善時，會出現抑鬱症狀。常在青年期（20 歲前後）得病時，有時會先出現類似憂鬱症的症狀，如情緒低落、缺乏感情等，而不是幻想或妄想，因此如何與憂鬱症區別很重要。

雖然是不同的心理疾病，也可能出現一樣的症狀

羅患憂鬱症時，出現的症狀與其他精神疾病相同，甚或合併有其他精神疾病的情況很多，因此很難正確診斷。

特別是在各種疾病出現典型症狀前的初期階段，必須一面觀察變化一面審慎鑑別。因爲若診斷爲憂鬱症而看漏眞正的病，患者在無法及時接受適當治療的情況下，病情恐怕會惡化。

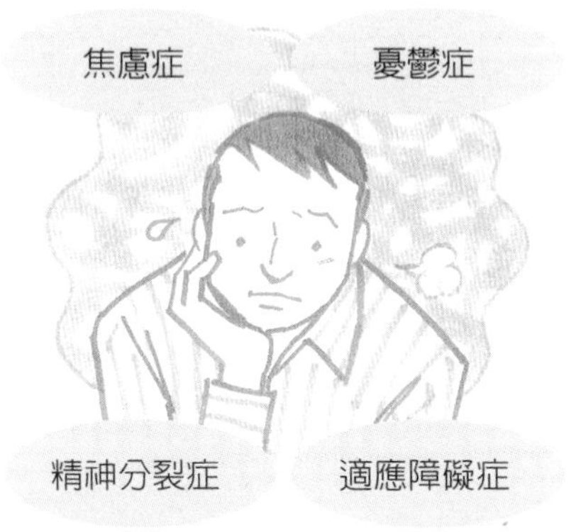

不可不知！

自律神經失調症是身心症的夥伴

「身心症」是以壓力等精神創傷爲引爆點所引起之身體疾病的總稱。代表性的有胃潰瘍、十二指腸潰瘍和高血壓等，甚至交感神經和副交感神經失衡所引起的自律神經失調症也包括在內。

自律神經失調症會出現頭痛、肩膀酸痛、暈眩、耳鳴、倦怠感、疲勞感等的生理症狀，以及憂鬱、著急、不安、焦慮等的精神症狀。這點雖然與憂鬱症相似，但並不像憂鬱症嚴重到什麼都不能做，一般的工作和家事似乎還能應付自如。

即使在身心科或內科被診斷爲自律神經失調症並接受治療，憂鬱情緒還是久久不去，且出現早上感覺痛苦或食慾減低等症狀，就有可能是憂鬱症。

持續輕微憂鬱狀態的「輕鬱症」(dysthymia)

這是症狀看來比憂鬱症輕，但很難治療的一種疾患。有時會併發憂鬱症，早期診斷、早期治療很重要。

輕微憂鬱持續兩年以上的狀態

儘管「輕鬱症」並不符合憂鬱症的診斷標準（請參閱第67頁），但輕度的症狀，會拖拖拉拉地長期持續下去。

心情鬱悶、凡事提不起勁、焦慮感等惱人的狀況會持續兩年以上，且失眠、食慾不振、頭暈等生理症狀也會伴隨而來。

其特徵是，比較容易發生在從青春期到青年期的年輕人身上。由於它的症狀沒有憂鬱症那樣強烈，因此硬撐的話，還是能過一般的日常生活。

因此，患者本身和家人往往沒有發現生病，錯過了治療時機。

若長期不予治療，會陷入「雙重憂鬱症」的狀況

輕鬱症的患者當中，在長期持續的憂鬱之下，如果遭逢強大的壓力或劇烈的環境變化，有些人就會轉為憂鬱症，這稱為「雙重憂鬱症」（double depression）。

一旦陷入雙重憂鬱症，心情會非常沮喪，沒有幹勁，不工作、不做家事，也會產生憂鬱症特有的罪惡感、喪失信心、想自殺。

如果對輕鬱症置之不理的話，各種問題將會接踵而來。即使症狀輕微，但憂鬱狀態一直持續時，千萬不可輕忽，必須找專科醫師診治。

輕鬱症的判定標準

①大約每天都感到鬱悶、焦躁，並持續兩年以上。

②在①的期間中，如食慾減退、睡眠障礙、氣力衰退或是自尊心降低、注意力減低、決斷困難、絕望感等症狀，持續出現兩種以上。

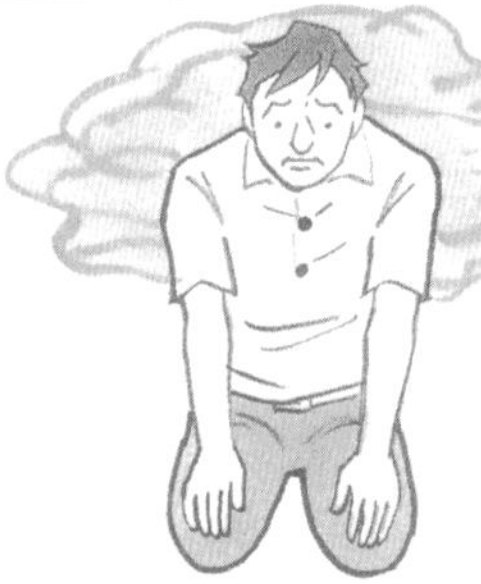

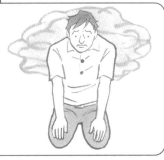

輕鬱症的特徵

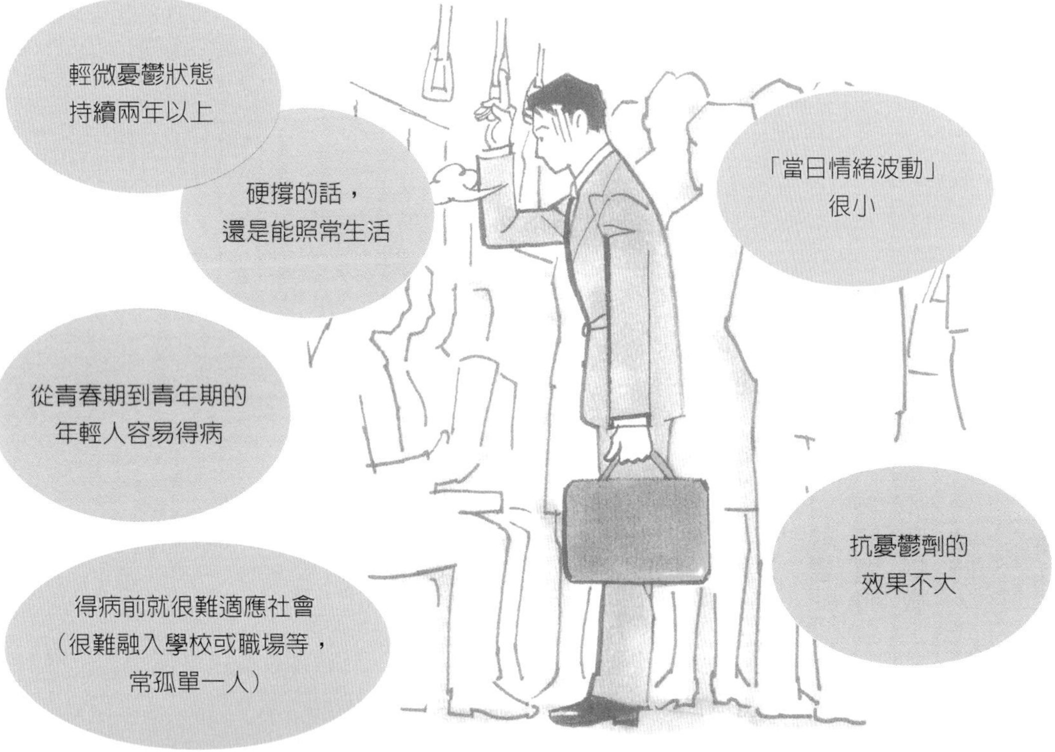
輕微憂鬱狀態
持續兩年以上
硬撐的話，
還是能照常生活
從青春期到青年期的
年輕人容易得病
得病前就很難適應社會
（很難融入學校或職場等，
常孤單一人）
「當日情緒波動」
很小
抗憂鬱劑的
效果不大

藥物難見效，復原時間長

嚴格來說，輕鬱症和憂鬱症是兩種不同的病。雖然兩者的症狀相似，但有些小地方並不同。

例如，從得病年齡來看，憂鬱症以中高齡者居多，但輕鬱症大多爲年輕人。

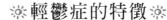

甚至，它們症狀表現的方式也不同，憂鬱症在一天中會有所變化，早上症狀嚴重，到傍晚就好多了，但輕鬱症的變動並不大。

此外，許多憂鬱症患者，在得病前都能充分融入職場或學校，人際關係也維持良好，但輕鬱症患者，很多在得病前就非常不能適應社會。

還有，抗憂鬱劑對憂鬱症容易收效，但對輕鬱症來說，並不見得有效，因此直到復原爲止，需要花相當多的時間。

檢測自己的「憂鬱度」

為了預防及早期發現憂鬱症，心理狀態的自我檢測是有幫助的。即使出現令人憂心的結果也不用著急，輕鬆地接受精神科診斷看看吧！

客觀評估自己的身心狀態

擔心自己是不是有憂鬱症或有強烈的憂鬱傾向時，找專科醫師好好診斷是有其必要的，但使用檢測表也能做到某個程度的自我診斷。

在此，就使用「憂鬱症自我評量表」，檢測一下你的憂鬱指數吧！

請回顧過去一星期以來，自己的生理和心理狀態。評量方法是：總分越高的人，壓力越大，憂鬱度也越高。

尤其，總分在五十分以上時，最好去精神科或身心科接受診斷。

自我檢測的方法

（一）不用多加思考，就憑自己的感覺，在符合的地方打圓圈（○）

↓

（二）將打圓圈的分數加起來，填入「小計」欄，最後計算總分

↓

（三）評估是否有抑鬱傾向。如果分數高的話，就要考慮尋求專科醫師診治，輕鬆地接受診斷

↓

精神科醫師會把自我診斷的結果當作判斷的依據之一，再加上患者的症狀和想法等，做綜合診斷

檢測表的結果是判斷憂鬱症的依據之一

進行這種自我檢測時，雖然檢測結果有人喜有人憂，但無論如何這是判斷「憂鬱度」的依據之一，不過光憑這個結果，並不能確定是否得了憂鬱症。

眞正得憂鬱症的人，自我評量的分數大概都超過五十分。雖說如此，並非五十分以上的人就一定是得了憂鬱症，有些人是因爲其他疾病引起的，如睡眠障礙、食慾不振、心悸、疲勞感等。

不過，分數高的話，可認定爲心靈相當疲勞，必須改善容易累積壓力的生活方式和思考模式。

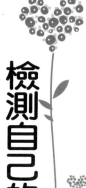

憂鬱症自我評量表（根據曾氏憂鬱量表修訂）

項目	總是	經常	偶爾	很少
1 心情鬱悶、憂鬱	4	3	2	1
2 一點點小事就哭或想哭	4	3	2	1
3 晚上經常睡不著	4	3	2	1
4 早上心情最不好	4	3	2	1
5 沒有食慾	4	3	2	1
6 最近瘦了	4	3	2	1
7 便祕	4	3	2	1
8 心跳比平常快	4	3	2	1
9 總覺得容易疲倦	4	3	2	1
10 情緒不能平靜下來	4	3	2	1
11 比平常焦慮不安	4	3	2	1
12 心情煩悶	4	3	2	1
13 對異性不感興趣，性慾減退	4	3	2	1
14 對工作或熟悉的事不能像往常那樣處理	4	3	2	1
15 對事情猶豫不決，不能決斷	4	3	2	1
16 每天生活過得很沒勁	4	3	2	1
17 不滿於現狀	4	3	2	1
18 對將來不抱希望	4	3	2	1
19 認爲自己是沒有用的人	4	3	2	1
20 認爲自己如果不存在，對別人較有利	4	3	2	1
小計	分	分	分	分
合計				分

〔評量方法〕

- 總分 不滿 30 分 ……目前不用擔心得憂鬱症。
- 總分 30 ～ 39 分 ……壓力累積的狀態。應多休息，注意消除壓力。
- 總分 40 ～ 49 分 ……容易得憂鬱症的狀態。這種狀態如果持續的話，最好去找專科醫師診斷較好。
- 總分 50 分以上 ……疑似有憂鬱症。請儘快找專科醫師診斷。

專欄

情緒劇烈震盪的雙極性疾患(bipdar disorder)

鬱期和躁期輪流反覆出現

憂鬱症的主要症狀是憂鬱，但患者當中，有些人有時候會出現正好與憂鬱相反的症狀。例如變得心情很好、自信滿滿、非常活潑，這就稱之為「躁期」。

而從沮喪、有無氣力的鬱期變成精力充沛的躁期，由於出現極端的情緒變化，因此稱為「雙極性疾患」。

處於躁期時，由於自己無法抑制高昂情緒所產生的活動力，因此一旦超越限度，就會做出違反社會常規的脫序行為，而受到矚目。也有的會抱持誇大的妄想，例如認為自己擁有龐大的財產，其實是借了很多錢，採取莽撞的性行為，認為「自己擁有超能力」等。另外，不想睡覺甚至睡不著、無法專心做完一件事也是它的特徵。

雙極性疾患的出現模式

鬱期和躁期的出現模式因人而異，主要分為如下型態：

- 鬱期和躁期出現的時間間隔相同。
- 鬱期較長，躁期較短。
- 鬱期和躁期在短時間內交換（急速交換型）。
- 鬱期和躁期混合出現（混合型）。

憂鬱症和雙極性疾患症狀出現的模式

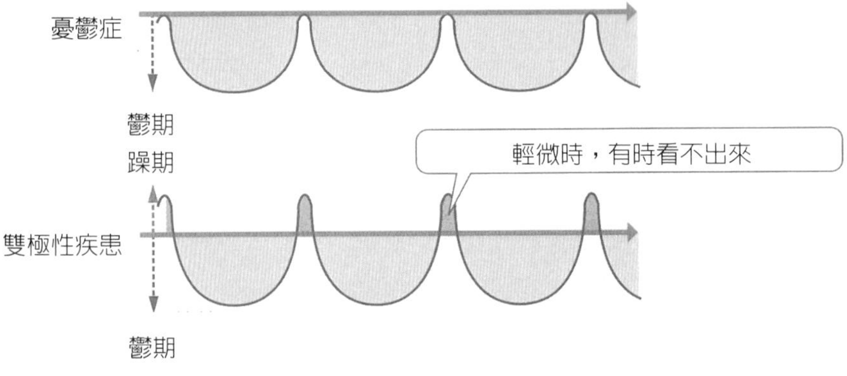

第2章

得了憂鬱症，會出現這樣的症狀

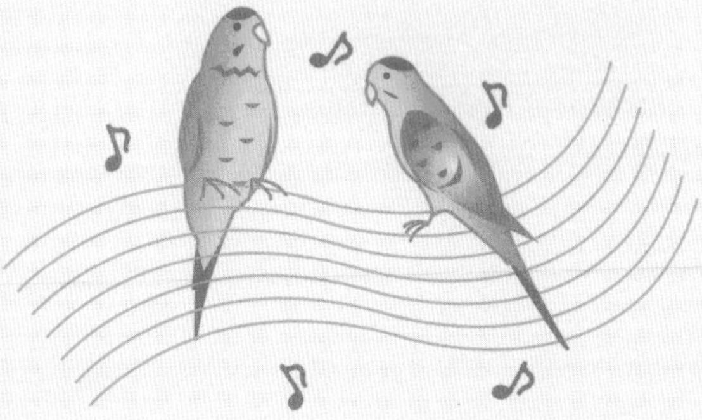

嘆氣的次數增加、早上的習慣打亂

很多憂鬱症患者會抱怨「早上最難受」。早上打不起精神去上班或上學，到了傍晚就好一點。

嘆氣的次數增多

憂鬱症是一種憂鬱情緒超過一般標準的疾病，其特徵就是嘆氣。也就是用嘆氣表達難以用文字形容的憂鬱感、不安感及孤獨感等。

在初期階段，由於憂鬱情緒比較輕微，工作或做家事都不成問題，因此患者和家人，往往都認爲這只是「疲勞罷了」，而不認爲是憂鬱症的開始。但隨著憂鬱情緒越來越強烈，就會發覺「好像不只是疲勞的關係」。

診察時，陪伴患者前來的家屬會表示：「比起以前，嘆氣次數變多了。」的案例非常多。

早上越起不了床，憂鬱情緒就越強烈

一般來說，憂鬱症狀在早上起床時最強烈，過了中午到傍晚，就好多了。這稱爲「當日情緒變動」。

也就是說，早上比平常還早醒來，但情緒極度沮喪、渾身無力，無法離開被窩起床。

於是，起床洗臉、更換衣服、吃早餐這種早上的習慣全亂了，上班或上學也變得很辛苦。

處於輕度症狀時，由於還不是「什麼都不能做」的狀態，因此午後會努力完成一般的工作或家事。

MEMO

當日情緒變動有兩種類型

一天中情緒變化的「當日情緒變動」，在憂鬱症患者身上明顯可見。因此，醫師為了辨別疾病，除了從顯示出來的憂鬱症狀之外，還會確認患者是否有「當日情緒變動」。

當日情緒變動的狀態，大多是早上感覺很難過，過了中午到傍晚之時就逐漸覺得有精神。反之，早上覺得很快活，從傍晚開始才逐漸難過的也有。

為什麼會產生當日情緒變動呢？雖然目前原因還不清楚，但被認為與生理時鐘有關。

早上會有這種症狀

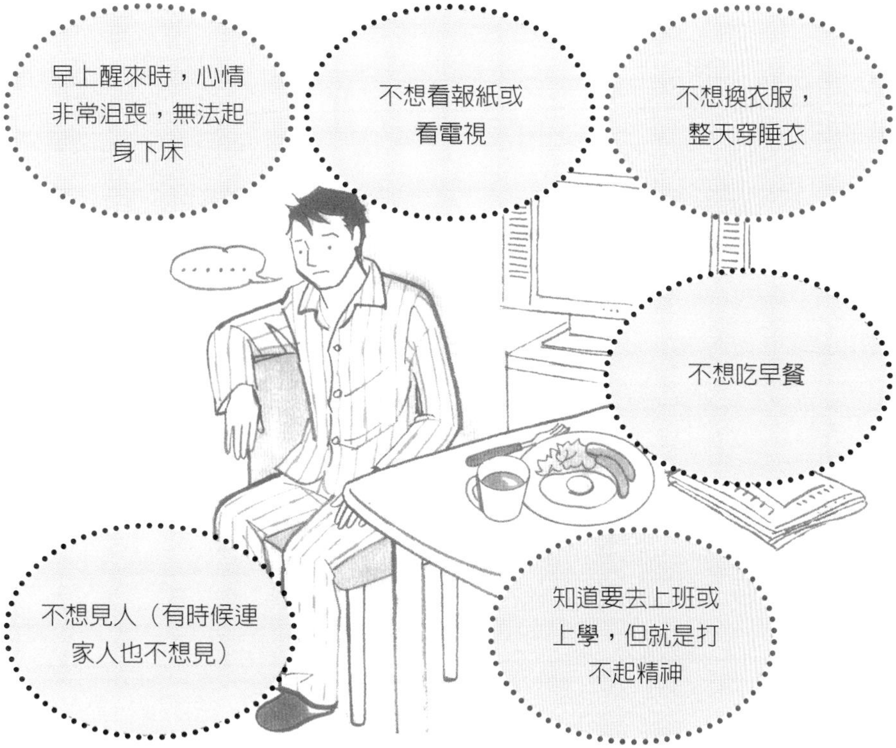
早上醒來時，心情非常沮喪，無法起身下床
不想看報紙或看電視
不想換衣服，整天穿睡衣
……
不想吃早餐
不想見人（有時候連家人也不想見）
知道要去上班或上學，但就是打不起精神

變得想逃避人

憂鬱症患者會感到沮喪，並嫌棄、責備什麼都不想做的自己。而且不希望別人看到那樣的自己，於是逃避與人見面。

例如，即使有人來訪也假裝不在家，電話鈴響也不接聽等等。而對以前經常電話連絡的人，則不再理睬，行動電話直接關機，甚至接到電子郵件或信函時，連看也不想看。

嚴重的話，就連家人也不見，完全封閉在自己的房間裡。

儘管如此，患者的本意雖然希望有人待在身邊，但心裡卻在抗拒。

擔心患者整日關在家中的家屬，如果試著帶患者出去散步轉換心情，反而會令患者疲憊不堪，且回家後更加渾身沒勁。

感覺不到喜悅，沒有嗜好

對過去感到有趣的事不再覺得有趣，即使有喜事也高興不起來。平常的「笑容」不見了，生活變得乏味。

沒有可歡笑、可高興的事

憂鬱症患者由於掌管感情的大腦功能降低，因此缺乏喜怒哀樂。

儘管觀賞電視節目，但不再因為有趣而笑，臉部也變得沒有表情。

即使聆聽喜歡的音樂或看電影，也沒有以前那種感動。

甚至與親密的人共餐或外出購物，也一點都開心不起來，總覺得什麼都沒趣，生活變得索然無味。

總之，從虛無逐漸陷入「什麼事都不想做」的狀態。

不再感興趣或關心

對事物的興趣或關心也不見了。過去熱心致力於工作的人，好像變成另外一個人，完全失去幹勁。

喜歡在假日運動或從事嗜好活動的人，突然不再熱中，即使家人或朋友邀約，也表示「沒興趣」而拒絕。

愛好園藝，經常把庭院弄得很漂亮的人，對花草不再感興趣，任憑庭院荒廢。

此外，產後得了憂鬱症的女性，會對育兒不關心、懷有罪惡感，像是「不覺得自己的孩子可愛」、「養育孩子很痛苦」等（請參閱第52頁）。

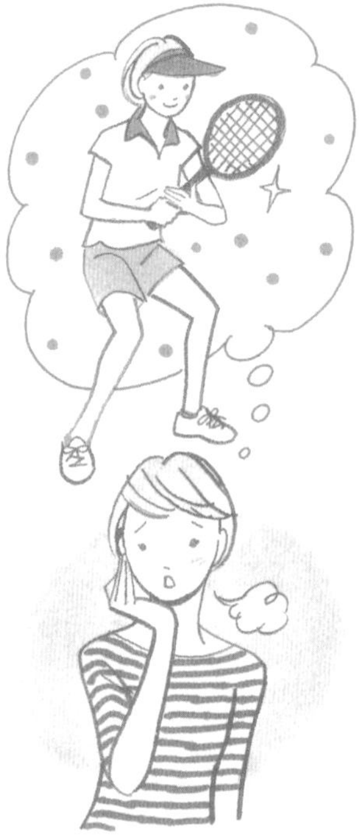

想透過嗜好或運動解悶，卻一點也開心不起來，反而是渾身疲勞

不可不知！

「憂鬱情緒」和「失去興趣」是憂鬱症的兩大精神症狀

憂鬱症在精神醫學上，被歸類爲「情緒疾患」（mood disorder）（請參閱第66頁）。

所謂情緒障礙，就是情緒極端偏頗。一般認爲，情緒低落的「憂鬱」和對什麼都不感興趣的「失去興趣」，是憂鬱症的代表性精神症狀。

沮喪、悶悶不樂時，如果因爲什麼契機而使心情變好，或把玩嗜好、運動後可感到愉快，就不是情緒疾患（憂鬱症）。

憂鬱症的兩大精神症狀

憂鬱情緒　失去興趣

連對異性的興趣也減弱、性慾降低

對異性失去興趣、性需求降低，也是憂鬱症的特徵之一。

男性的話，會導致勃起障礙。過去就有因爲懷疑是否有性功能障礙而至泌尿科求診，才知原來是得了憂鬱症的案例。

得了憂鬱症，性慾之所以會降低，除了各種欲望低落、自信心喪失等因素之外，也與腦內的神經傳導物質異常所導致的荷爾蒙分泌混亂有關。

如果是女性的話，雖然不會自覺到像男性那樣性慾降低，但容易出現像是月經不順、無月經等與女性荷爾蒙失調有關的症狀。

雖然有些人不願談論自己的性生活，但在對憂鬱症的診斷方面，這是重要的項目之一，因此我通常都會特意尋問患者。

變得不修邊幅

此外，也會變得不講究穿著打扮，例如，原本經常打扮得漂漂亮亮的女性不再化妝；不忘修整鬍子的男性，懶得刮長長的鬍子，衣服髒了也不想換等。

這種現象，並不只是變得懶於整理儀容，以及對公司的不關心，同時也顯露在對穿著的不在乎上。

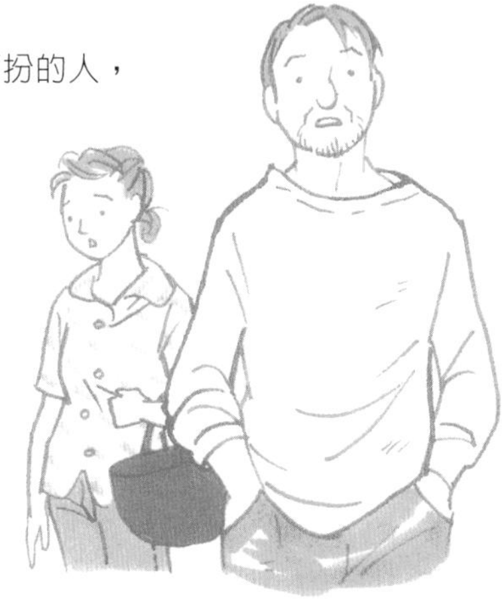

原本很注重打扮的人，
不再關心外表

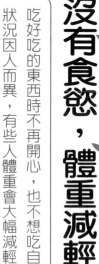

沒有食慾，體重減輕

吃好吃的東西時不再開心，也不想吃自己原本喜歡的東西。狀況因人而異，有些人體重會大幅減輕。

吃什麼都不覺得好吃

食慾不振是憂鬱症患者常見的症狀，對他們來說，「吃什麼都不覺得好吃」，「連自己喜歡的東西也不想吃」。不只沒有食慾，甚至連味覺也變遲鈍了。

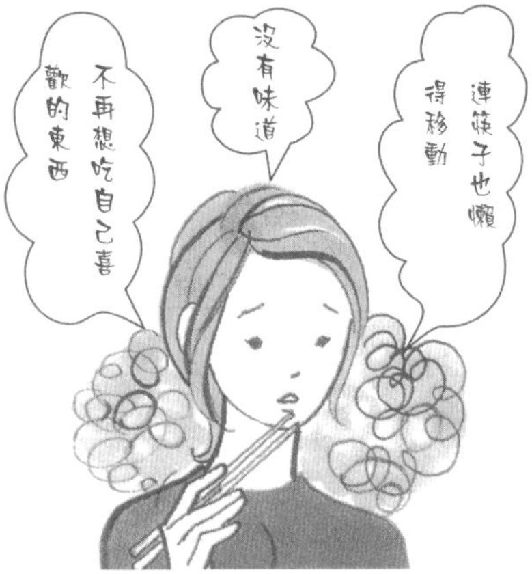
連筷子也懶得移動
沒有味道
不再想吃自己喜歡的東西

睡眠不足等原因可能會導致沒有食慾，但對憂鬱症患者來說，吃飯本身就是件苦差事。就連拿筷子，也會覺得像是在拿沉重的鐵棍般，懶得把食物送到嘴裡。

沒有食慾，體重當然會減輕，有些人甚至會在短期間內暴瘦十公斤。

也有些人因爲暴瘦，而懷疑自己是否得了癌症等疾病而接受檢查，但並沒有異常。

如果是年輕女性，也有以爲是得了厭食症的。但是，厭食症的主要原因，是對自己的體型有偏頗的認知，持續過度節食，而導致變得不想吃東西，和憂鬱症的成因是不同的。

MEMO

憂鬱症患者容易得酒精依存症

不斷苦於憂鬱情緒，受虛無感和孤獨感折磨的憂鬱症患者，為了解悶，很容易依賴酒精。

但是，喝酒並不能解除憂鬱情緒，因此越喝越多，進而養成酗酒的習慣，這就是陷入酒精依存症。

數據顯示，約六成的憂鬱症患者有酒精依存症，憂鬱症併發酒精依存症時，憂鬱症的病情會加重。

非典型憂鬱症的飲食行爲

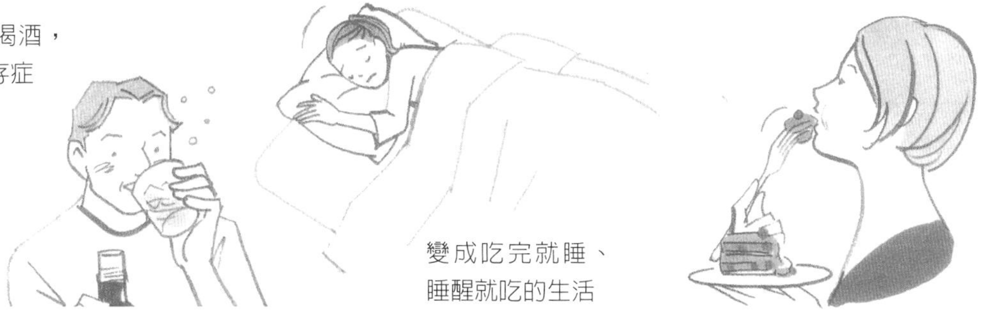
有些人老是喝酒，
得了酒精依存症
變成吃完就睡、
睡醒就吃的生活
胡亂吃甜食

有些人會為了排解不安而過度飲食

也有與食慾不振相反，亦即食慾大增的過度飲食類型的人。

這並不是健康性的食慾增加，而是異常的食慾，患者會胡亂吃些蛋糕之類的甜食。

這種過度飲食的傾向，以年輕女性居多，通常是想藉由吃東西來消除經常纏繞的不安和焦慮感。

有些有過度飲食傾向的人，也會同時陷入過度睡眠，起床後就拚命吃，一吃完倒頭又睡。

這樣可不同於健康時的狀況，雖然又吃又睡多少會舒服一點，但憂鬱症狀並不會減輕。因此，在過度飲食和過度睡眠的反覆循環下，患者就逐漸閉居在家中。

出現這種不像是憂鬱症症狀的類型，就稱爲「非典型憂鬱症」。

不可不知！ 尋求甜食是一種對壓力的防衛反應

即使是健康的人，疲勞時也會想吃甜食。這是一種擺脱壓力的防衛反應，實際上，吃甜食可以得到飽足感，改善不安情緒，使心情平靜下來。

吃甜食之所以會有飽足感，是因爲大腦的飽食中樞受到刺激。此時，擔任該重大任務的就是神經傳導物質的血清素。攝取甜食會使血清素增加，情緒因此而得以稍微穩定下來。

但是，憂鬱症本來就是血清素的功能出問題才引發的。

因此，憂鬱症患者即使吃了大量的甜食，也不容易完全消除焦慮和不安。

難以入睡，即使睡著也會很早就醒來

八成以上的憂鬱症患者都有睡眠障礙的症狀。其中最多的是過度早醒，但也有入眠障礙，或睡到傍晚，屬於過度睡眠類型的。

睡眠障礙的類型

早醒

很早就醒來，無法再入睡。以高齡者居多。憂鬱症患者有很多屬於這種類型

中途醒來

即使入睡，夜裡也會醒來好幾次。以白天活動量少的人居多

入眠障礙

從就寢到入睡要花很長的時間

天沒亮就醒來，鬱悶地迎接早晨

憂鬱症的代表性生理症狀，就是睡眠障礙。特別是早醒，醒了之後就再也睡不著的「早醒」類型居多。

有些人凌晨三、四點天還沒亮就醒了。儘管覺得「不繼續睡會影響白天的工作」而想再睡，但就是無法入睡。

憂鬱症患者經常抱持悲觀想法，因此面對各種事情時總是備感煩惱，因而輾轉難眠，鬱悶地迎接早晨的到來。

起床之後由於睡眠時間很短，沒睡好覺，因此覺得很疲倦。

此外，憂鬱症狀多在早上最明顯，因此患者醒來時往往更加沮喪，頻頻抱怨：「唉，怎麼又是一天的開始……」而不斷哀聲嘆氣。

由於患者懷著無可言喻的痛苦，再加上對事情的結果「無所謂」的心理，所以連想從被窩爬起的氣力也沒有。

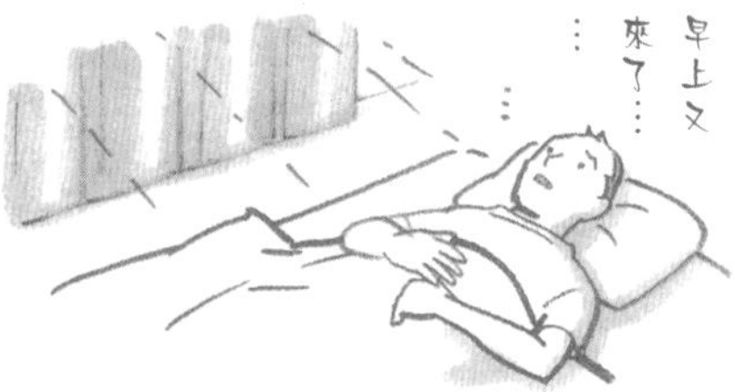

睡眠障礙與當日情緒變動（請參考第 32 頁）的低潮期重疊，導致早上的情緒極度沮喪，厭惡一天的開始。這一點與一般的失眠不同

睡眠障礙和當日情緒變動的低潮期重疊時的心理狀態

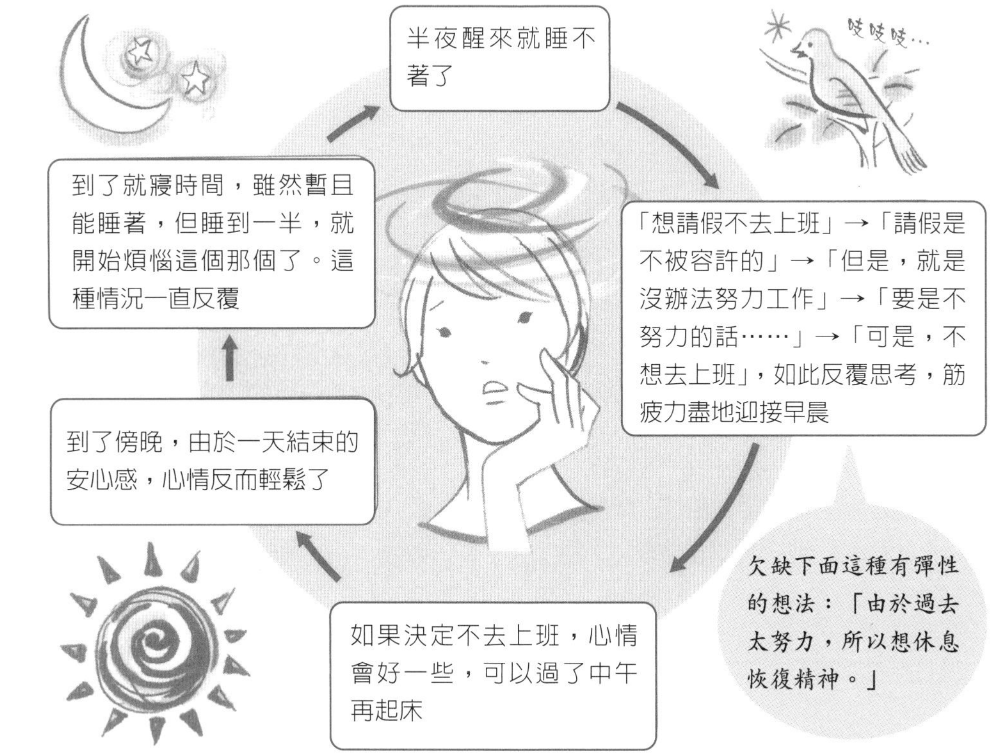
半夜醒來就睡不著了
吱吱吱…
「想請假不去上班」→「請假是不被容許的」→「但是，就是沒辦法努力工作」→「要是不努力的話……」→「可是，不想去上班」，如此反覆思考，筋疲力盡地迎接早晨
欠缺下面這種有彈性的想法：「由於過去太努力，所以想休息恢復精神。」
如果決定不去上班，心情會好一些，可以過了中午再起床
到了傍晚，由於一天結束的安心感，心情反而輕鬆了
到了就寢時間，雖然暫且能睡著，但睡到一半，就開始煩惱這個那個了。這種情況一直反覆

也有屬於日夜顛倒的類型。由於晚上無法完全入睡，於是從中午開始睡，可是到了晚上便興奮得睡不著，形成惡性循環。

不過還是會因人而異，有些患者大白天時會拉上窗簾，在暗處睡覺。因爲症狀嚴重時，會覺得太陽光和電燈很刺眼。如果家人拉開窗簾，患者就會用棉被蓋住頭部。

也有持續睡很久的「過度睡眠」型

如第37頁所言，也有與失眠相反的「過度睡眠」案例。

有些人雖然足足睡了一整個晚上，但是即使到了中午，甚至傍晚都還起不了床。儘管如此，患者不但沒有熟睡感，還會抱怨「整天都想睡覺」。

在所有睡眠障礙的類型之中，以過度睡眠的患者最多。

態度或行為出現變化

憂鬱症的行為轉變有兩種類型：一種是精神運動性遲滯（psychomotor retar-dation）類型，如動作變遲緩、聲音變小、無法順利說話等，另一種是因為焦慮而不能平靜下來的精神運動性激動（psychomotor agitation）類型。

動作遲緩甚至陷入僵直狀態

患者的動作變遲緩，連周遭的人都能一看就知道。過去什麼事都能俐落處理的人，變成完成一項工作需要花上很長的時間。甚至步伐變慢，給人懶散的觀感。

另外，還會出現如聲音變得極小，想說話卻說不出來，對別人的問話老是答非所問，不愛說話等狀況。這種狀態就稱爲「精神運動性遲滯」。嚴重時，雖然意識還很清楚，但會陷入身體完全無法移動的類似「僵直」狀態（catatonic state）。

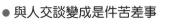

精神運動性遲滯類型的表現

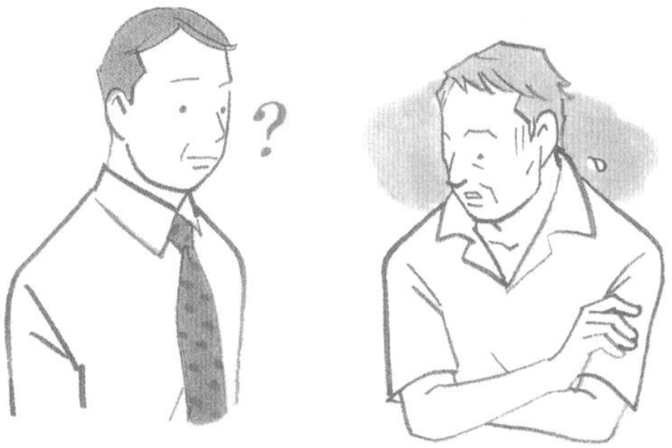

- 與人交談變成是件苦差事
- 聲音變小
- 話變少
- 動作和說話的方式變遲緩

得了憂鬱症之後，由於腦内的訊息傳達不順利，因此不只心理，連身體的活動也會被抑制

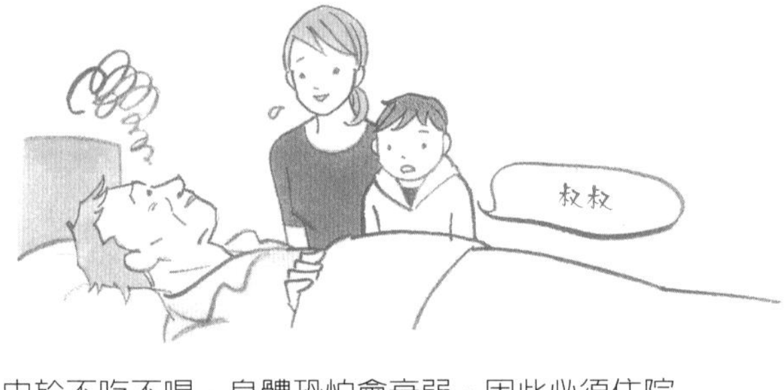

陷入僵直時，將無法回答家人的詢問。但是本人的意識卻很清楚，對於處在僵直狀態的自己懷有罪惡感

由於不吃不喝，身體恐怕會衰弱，因此必須住院

不像憂鬱症的精神運動性激動類型

另外一種與精神運動性遲滯類型相反的，就是被焦躁驅使，幾乎不能平靜下來的「精神運動性激動」類型。

許多憂鬱症患者對「自己將來要如何」隱隱抱持著不安感，而陷入極端時，神經就緊繃起來、坐立不安，然後做出沒有意義的行爲，例如到處徘徊、胡亂搓手臂、拉衣服等。有時還會提高聲音到像在吼叫般，或說話帶有攻擊性。

此外，還會像是在被催促般說話很快，或好像很忙碌地走來走去。在周遭的人眼中看來，雖然好像很活潑，但精神能量其實很低落。而在不安和憂鬱情緒增強，不能行使正常行爲這一點，和前述的精神運動性遲滯類型一樣。

這種激動類型，以年紀較大的人居多。

激動類型的表現

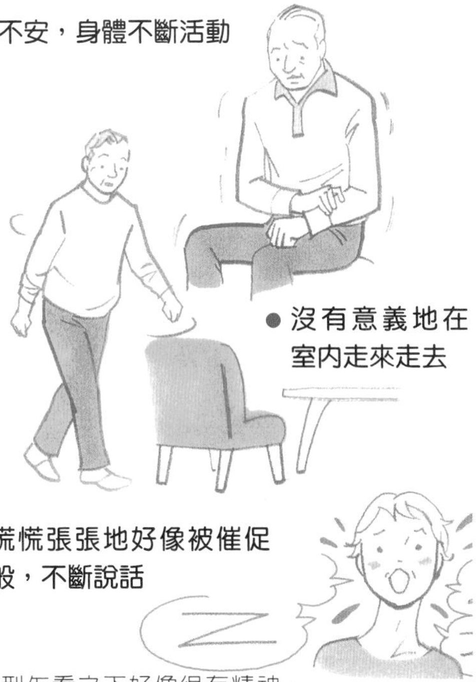
● 焦躁不安，身體不斷活動
● 沒有意義地在室內走來走去
● 慌慌張張地好像被催促般，不斷說話

激動類型乍看之下好像很有精神，其實精神能量低落

不可不知！

激動類型的自殺危險性較高

出現強烈焦躁的激動類型，由於幾乎沒有身體症狀或精神運動性遲滯，所以這類型的人很少會有向公司請假休息的。

但是，自殺危險性最高的就屬這個類型。就連詢問自殺者的家屬和公司同事，他們也都會驚訝地說：「他一直都很正常的在工作呀！」「眞難以相信他那麼鑽牛角尖！」。

屬於抑制類型的人，由於能量呈現枯竭狀態，就算有自殺念頭，也沒有實現的氣力，但激動類型的話，當有自殺念頭時，很可能會衝動地付諸行動。

爲了避免發生憾事，必須早期發現早期治療。被診斷有強烈的焦慮感時，有時要考慮住院治療。

疲勞感增強、沒有氣力

雖然身體沒有活動，但感到非常疲勞，完全沒有力氣。不管做什麼事都無法持續，經常心不在焉。

沒有活動卻疲憊不堪

有許多患者會抱怨：「沒有做什麼卻覺得非常疲勞」、「身體重得像鉛塊一樣，動彈不得」、「全身都沒有力氣」。

甚至以爲精力充沛，但只要稍爲動一下就覺得很累，而馬上坐了下來。

一般來說，身體疲倦時，好好睡上一晚，隔天早上幾乎就消除了。但是憂鬱症患者感受到的疲勞，和消耗體力後的肉體疲勞是不同的。由於伴有每天持續的無力感、心情沉重、懶散等，因此不管身體怎樣休息，疲勞感也消除不了。

被極度的疲勞感侵襲

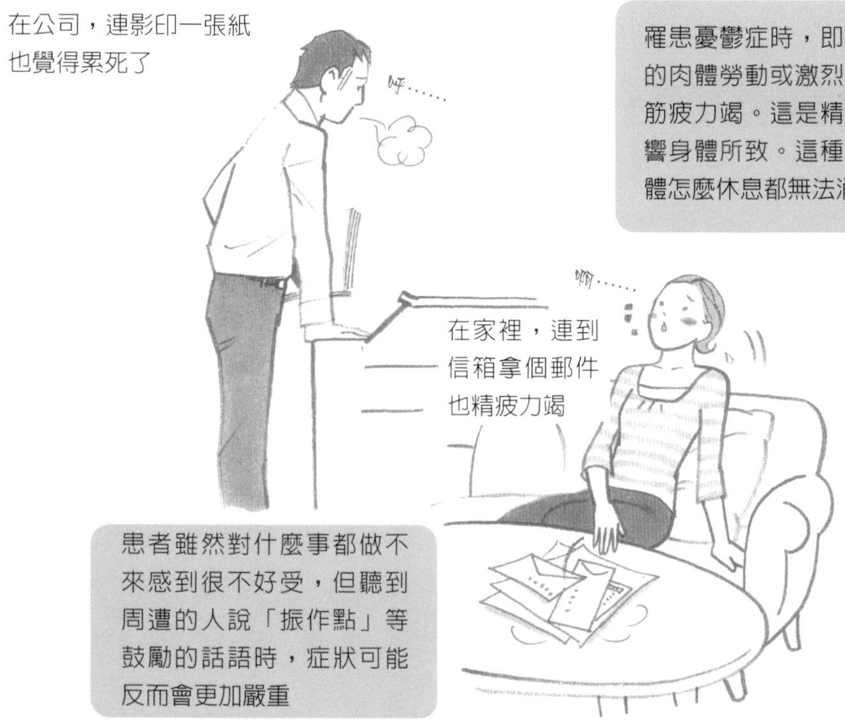
在公司，連影印一張紙
也覺得累死了
呼……
啊……
在家裡，連到
信箱拿個郵件
也精疲力竭

罹患憂鬱症時，即使沒有特別的肉體勞動或激烈運動，也會筋疲力竭。這是精神性疲勞影響身體所致。這種疲勞不管身體怎麼休息都無法消除

患者雖然對什麼事都做不來感到很不好受，但聽到周遭的人說「振作點」等鼓勵的話語時，症狀可能反而會更加嚴重

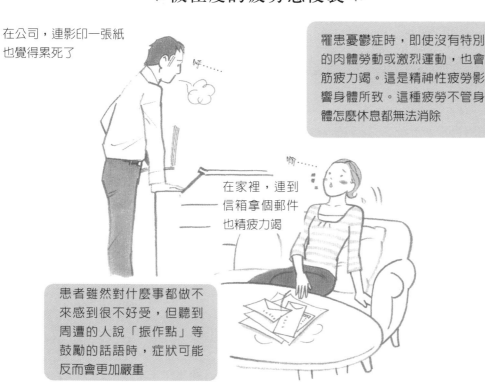

氣力、毅力無法持續

若以車子來比喻得到憂鬱症時的精神狀態，那就像車子用僅剩的一點點汽油在行駛一樣。甚至一開始跑，引擎就馬上停掉了

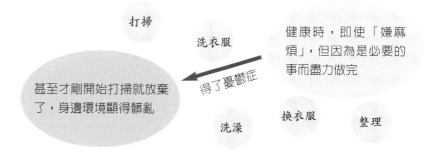

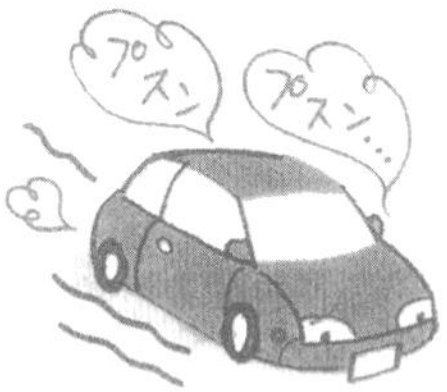

打掃

洗衣服

健康時，即使「嫌麻煩」，但因為是必要的事而盡力做完

得了憂鬱症

甚至才剛開始打掃就放棄了，身邊環境顯得髒亂

洗澡

換衣服

整理

氣力衰退、毅力也失去了

氣力明顯衰退。精神旺盛時，輕易就能做完的事，變成若不卯盡全力就做不完。

即使知道工作或家事「非確實做好不可」，但就是沒有幹勁。

就算很努力的想做些什麼，也馬上就覺得沒力氣，無法持續下去。也就是說，毅力盡失。

甚至連想看個文件，也不能從頭看到尾。

按理說，既然處於生存能量枯竭的狀態，就應該休養補充能量。

但是，憂鬱症患者很在意被周遭的人認爲「沒有幹勁」，硬是要拚命去做。如此一來，便自責沒力氣也沒毅力不能拚命幹到底，使得病情越來越嚴重。

不可不知！

不能正面思考，無法湧現衝勁

任何人都有懶得工作或做家事的時候。但是，即使「不想做」，應該做的事還是會設法完成。那是因爲能往正面看，可以感受到愉快和喜悅，如「工作做完後就可以玩了」、「把房間打掃乾淨心情就會很好」等。有這樣的彈性想法，衝勁才會湧現。

但是，憂鬱症患者感受不到愉快和喜悅，不能正面思考，所以完全湧現不出衝勁。

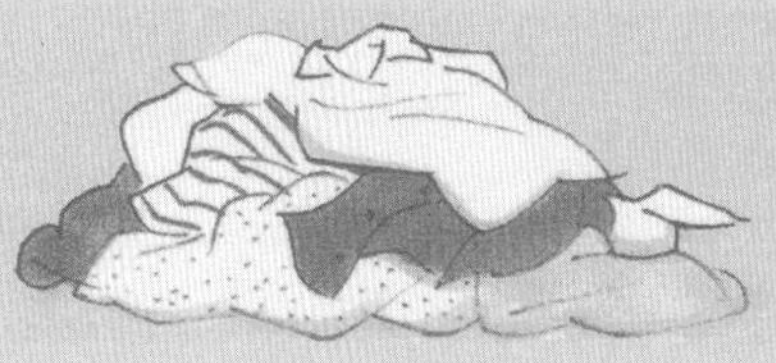

覺得自己沒有價值及懷有罪惡感

覺得沒氣力，什麼都不會的自己是個「沒有價值的人」，罪惡感和無力感越來越重。

反之，成功時則有評價過小的傾向，認爲「這種程度的事任何人都會」。

這種自我評價的方式，雖然是責任感重和謙虛的一種表現，但換成憂鬱症患者的話，就不是刻意的謙卑，而是出自內心地認爲自己沒有能力。

此外，即使受氣感到不愉快時，或受到侮辱也會默默接受，認爲「之所以會這樣都是自己不好」。

越來越認為「自己沒有用」

認爲對什麼事都失去熱情的自己是個「沒有價值的人」，因此懷有罪惡感。

另外，老是回想過去的小失敗而苦惱不堪。

懷有這種無價值感和罪惡感的人，常有妄想的傾向。

例如，把自己犯的小失敗過度放大爲「無法挽回的大失敗」，「使公司陷入倒閉的危機」，「讓家人流落街頭」等，被脫離現實的想法困住，無法從中脫離出來。

即使周遭的人勸他：「你想太多了，責任感沒必要那麼重！」他也不能修正想法，甚至自我否定，認爲「既然使大家困擾，自己還是不要存在比較好」。

妄想性思考類型

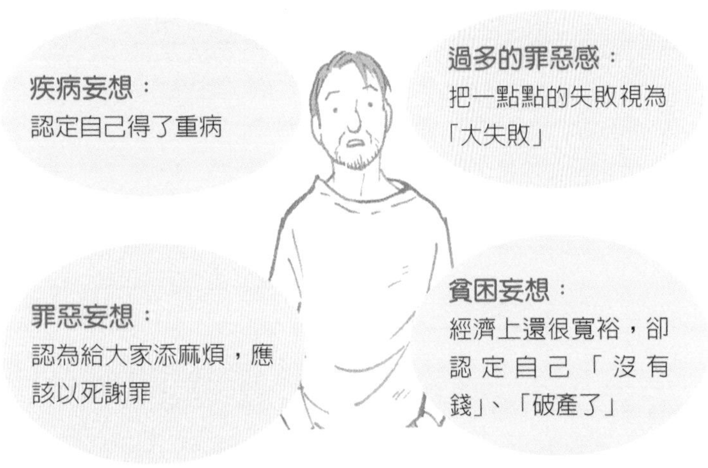
疾病妄想：
認定自己得了重病
過多的罪惡感：
把一點點的失敗視為「大失敗」
罪惡妄想：
認為給大家添麻煩，應該以死謝罪
貧困妄想：
經濟上還很寬裕，卻認定自己「沒有錢」、「破產了」

不斷偏向悲觀的想法

把事情不斷往壞處想，也是憂鬱症的特徵。

一旦拘泥於悲觀的想法，就沒有信心，甚至言行也被設限。

例如，面試之前如果悲觀地預測「一定不會被錄取」，就會過度緊張，終而導致失敗。

這種負面預測的實現，就稱爲「自我實現的預言」。

這可說是自己招致的壞結果，但憂鬱症患者由於認知偏差，並不以爲「應該更加表現出自信去面對」，而是越發認定「自己果然不行，下次也會失敗」。

自我實現的預測（例）

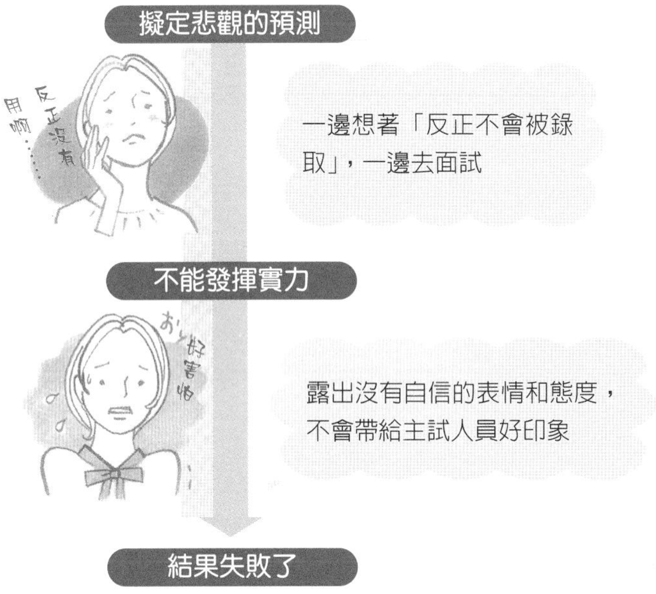
擬定悲觀的預測
反正沒有用啊……
一邊想著「反正不會被錄取」，一邊去面試
不能發揮實力
好害怕
露出沒有自信的表情和態度，不會帶給主試人員好印象
結果失敗了

因為沒有被錄取，越發認定「自己果然沒有用」

不可不知！ 認知偏差造成悲觀想法

對事情的看法、想法就稱爲「認知」。

對於現實中發生的事如何解釋、相信多少，然後要採取怎樣的行動及精神活動，是透過認知來控管的。

通常，「現實」和「認知」的差異並不大，但若得了憂鬱症，由於偏向悲觀、負面的想法，現實和認知就會產生很大的落差。這就稱爲「認知偏差」。

不只對自己抱持悲觀、負面的想法，對周遭的人也是如此，例如認爲「對方大概也像我一樣沒人理睬他」。如此一來，總覺得「活得無可奈何」，而對將來失去希望（有關認知偏差的進一步說明，請參閱第 90 頁）。

專注力、記憶力、決斷力降低

不能專心做事，連小小的決定也猶豫不決。由於記憶力衰退，若是高齡者的話，有時會被誤認為失智症。

造成全面性的精神活動障礙

憂鬱症就是起於腦內的神經傳達不順利，也就是所謂「腦筋反應」變得遲鈍的疾病。

罹患憂鬱症時，首先，注意力會變得散漫，不能專心做事。甚至和人交談時，即使已經很認真在傾聽對方說話，也很難理解內容。就連讀書時，腦子也裝不下內容，在同樣地方重複讀著，一點進度也沒有。

思考力也降低，例如在開會時要將思緒整合並發言，可是變得很困難。

記憶力也跟著衰退，對所見所聞或別人委託的事，馬上就忘記了。

專注力、記憶力降低

- 不能整合思緒
- 不能專心看書
- 記性變差

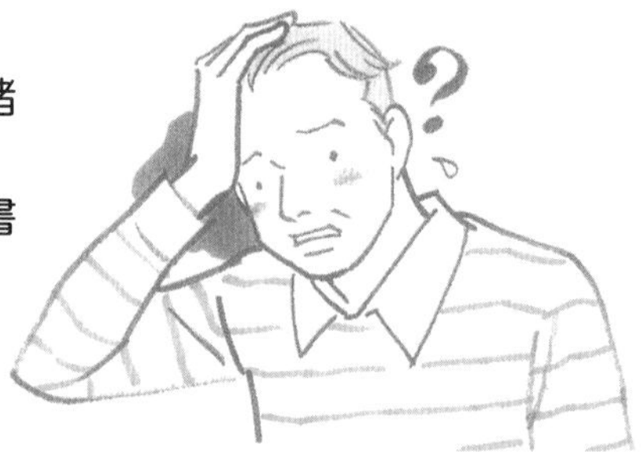

- 對所見所聞立刻就忘了
- 不會簡單的計算
- 忘記受委託的事

決斷力遲緩

不只是重要的事，就連日常小事，做決定時也猶豫不決

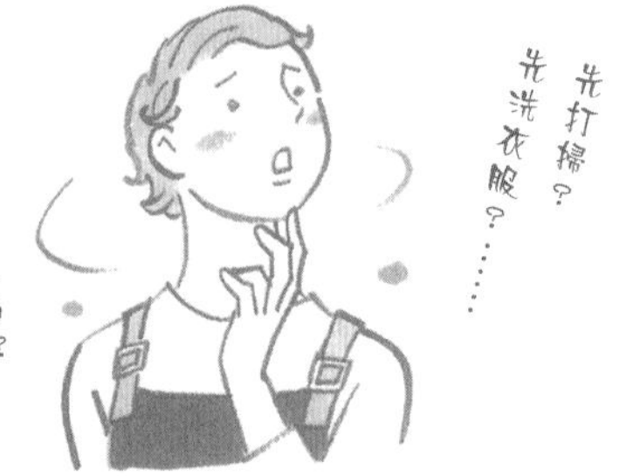

還有，決斷變得遲緩，連微不足道的事也猶豫不決，結果就變成什麼事都決定不了。

這樣的症狀患者也會自覺到。有些人就擔心腦子昏沉沉的狀態「是不是癡呆了」。

後悔做了重大的決定

有些人決斷力遲緩，連極小的事也猶豫不決，可是對攸關人生的重大事件卻急於下決定。

有時會做出在憂鬱症痊癒後，後悔不已「爲什麼做了這種事」的決定。例如，丈夫突然向妻子提出離婚，突然向公司提出辭呈等。

這種輕率的決定，正是源於憂鬱症特有的罪惡感。

比方說，「都是自己的錯，妻兒才會受苦」，「自己就是公司的負擔」，就因爲有這樣的想法，才會出現極端的行爲。

此外，視野也變得狹隘，不能做客觀的判斷。因此，如果是背負房貸的人，心裡就會七上八下擔心著「要是無法還清可慘了」，甚至草率變賣房子。

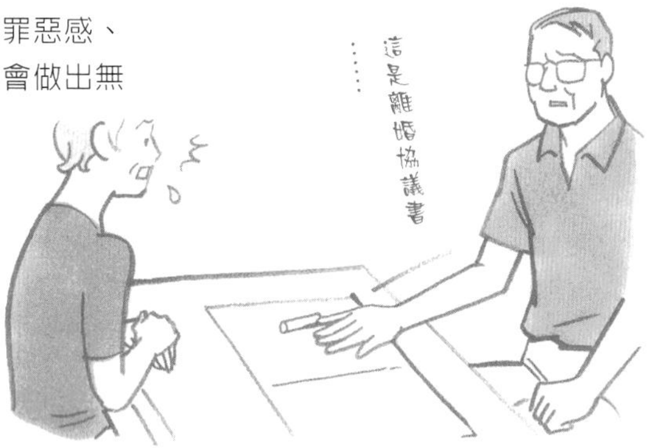

由於思考力降低，以及罪惡感、認知偏差等因素，有時會做出無法挽回的決定

不可不知！

若是老年人的話，容易被誤認為失智症

以憂鬱症患者爲對象進行記憶力測驗時，將病前或病後做比較，可得知記憶力有明顯衰退的現象。

高齡者由於經常會忘記別人說的話或委託的事，因此有時就被誤以爲是失智症。

但是，憂鬱症引起的記憶力衰退，是出於大腦功能低落，只要接受適當的治療就會復原。而失智症則是腦部的器質性異常，目前還沒有有效的治療方法。

由於有這樣的差異，因此必須接受診斷，弄清楚究竟是憂鬱症還是失智症。

只要在醫院進行記憶力測試和腦部檢查，就能鑑別是憂鬱症還是失智症了（請參閱第50頁）。

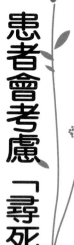

患者會考慮「尋死」

憂鬱增強，罪惡感越來越重，就會考慮「尋死」。很多憂鬱症患者都有自殺念頭。

幾乎所有的患者都懷有自殺念頭

覺得自己沒有用和罪惡感增強的話，就會產生「想去死」、「死了反倒輕鬆」的想法（自殺念頭），而且實際上也會企圖自殺（自殺企圖）。

日本在一九九八到二〇〇六年的九年間，每一年的自殺人數持續超過三萬人。而自殺未遂者是自殺成功人數的五到十倍，其中三到五成可能患有憂鬱症。

憂鬱症會造成腦部功能的障礙，使患者無法判斷是非，而不是患者耽於自殺。憂鬱症患者雖然也充分了解「自殺是不可行的，不可以浪費生命」。可是儘管如此，他們還是會陷入「想去死」的情緒之中而無法自拔。

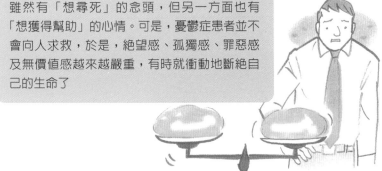

雖然有「想尋死」的念頭，但另一方面也有「想獲得幫助」的心情。可是，憂鬱症患者並不會向人求救，於是，絕望感、孤獨感、罪惡感及無價值感越來越嚴重，有時就衝動地斷絕自己的生命了

各年度自殺者人數的變化

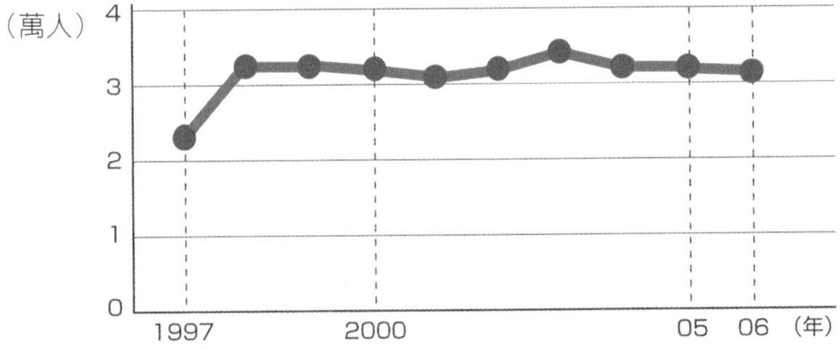

根據日本警察廳的統計（2007 年 6 月）

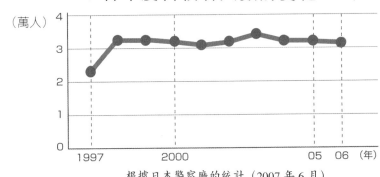

這種人是自殺的高危險群

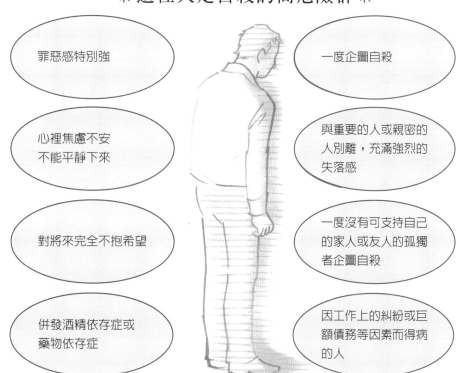

罪惡感特別強
心裡焦慮不安
不能平靜下來
對將來完全不抱希望
併發酒精依存症或
藥物依存症
一度企圖自殺
與重要的人或親密的
人別離，充滿強烈的
失落感
一度沒有可支持自己
的家人或友人的孤獨
者企圖自殺
因工作上的糾紛或巨
額債務等因素而得病

周遭的人不可輕忽自殺念頭

「自殺念頭」雖是簡單的一句話，但從「那種想法突然掠過腦海裡」的程度，到「實際上，已想好具體方法」、「現在就馬上去死」的階段都包括在內。如果患者有立即自殺的危險性，就必須住院。

不了解憂鬱症痛苦的人，開口就說「並不是只有那種人（憂鬱症患者）才會自殺」等等，通常都是誤解。

再說一次，憂鬱症是自殺率極高的病。不只是患者，周遭的人也應該充分理解。

我在診察時，對於有自殺危險性的患者，都會尋問他們：「是不是覺得自己不存在比較好？」並勸導他們：「請不要再有這種想法。」然後和患者口頭約定「不尋死」。

高齡期常見的憂鬱症症狀

隨著年齡的增加，身體機能會逐漸衰退，遺忘事情的情況也會加遽。雖然這些被認為是老化現象，但當中隱藏著憂鬱症的案例也不少。

隨著老化而來的身心改變會成為壓力

隨著年齡的增加，身心都會產生變化。

在生理方面，腦部功能降低，視力和聽力衰退。而腰腿變得沒力、體力變差，出現慢性疾病的人越來越多。

在精神方面，由於退職、與配偶死別、孩子獨立等，圍繞自己的社會環境大大改變，失落感和孤獨感會增強。

這種伴隨年齡增加而來的各種變化，被認爲也會成爲壓力，並引發憂鬱症。一般來說，像是過去在公司賣力工作、積極活躍的人，把孩子的成長當作人生價值的人等，通常比較容易得病。

生理症狀比精神症狀明顯

高齡期的憂鬱症，出現喪失興趣和各種欲望都降低的傾向，往往甚於憂鬱情緒。

但是生理症狀比這種精神症狀明顯，是其主要特徵。

很多患者會先出現如腹痛、頭痛、關節痛、食慾不振、睡眠障礙及倦怠感等症狀。

也會出現類似失智的症狀或妄想增強

憂鬱症會出現如精神散漫、專注力降低，不能充分理解事情、記憶力衰退而老是忘記東西等症狀，因此常被誤認爲是失智症。

POINT

高齡者比年輕人容易得憂鬱症

從六十五歲到七十九歲的高齡期，是最容易得憂鬱症的危險期。六十五歲以上的人，得憂鬱症的比例是六十四歲以下的人的二到三倍以上。

人一旦進入高齡，腦部就會老化，神經傳導物質的量也會減少。

另外，生理上的功能也會降低，而且隨著年齡的增長，內心越來越感到不安，很難抱持著有彈性的思考模式。

像這種心理上的變化，也是誘發憂鬱症的原因。

不過，有時憂鬱症和失智症會同時存在。憂鬱症是個開端，然後惡化成失智症，因此這兩種疾病的鑑別很重要。

此外，明顯出現焦躁感、衝動的言行，以及容易懷有疾病妄想（認定得了重病）、貧困妄想（認定沒有錢）、罪惡妄想（認定犯了不得了的罪），也是高齡期憂鬱症的特徵。

憂鬱症與失智症（特別是「阿茲海默症」）的不同

	憂鬱症	失智症
病前性格	非常認真、一絲不苟	沒有特定的性格傾向
初期症狀	憂鬱症狀	記憶障礙
病程	突然惡化	慢慢惡化
症狀的當日變動	從早上到午前很不舒服，午後到傍晚就變好了	沒有特別變化
對症狀的抱怨方式	悲觀、罪惡感、不想活	樂觀，沒有嚴重的抱怨
妄想	懷有過度的罪惡感、疾病妄想、對將來或人生極度不安	如被害妄想、被偷竊妄想等
對問題的反應	回答緩慢、總是回答「不知道」	不理會、憤怒
對抗憂鬱藥治療的反應	有效果，症狀會有所改善	或許有某程度的效果，但不必然有效

高齡者的憂鬱症特徵

- 慾望、興趣降低，而且比憂鬱明顯
- 身體症狀比精神症狀明顯，自己容易感受到
- 許多人抱怨有睡眠障礙

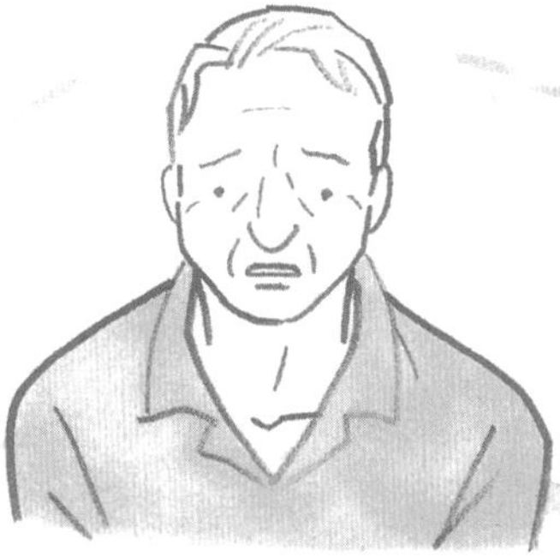

- 容易出現類似失智症的症狀，有時會被誤診（不過，也有可能與失智症並存）
- 自殺率高
- 對藥物治療的反應較不佳，容易出現副作用（審定註：與年輕人的藥物反應比較。）

女性特有的憂鬱症狀

罹患憂鬱症的女性患者多於男性。有些憂鬱症的成因與荷爾蒙的分泌有密切關係，例如懷孕時、產後及更年期的憂鬱症等。

女性荷爾蒙的分泌會影響情緒變動

憂鬱症是一種女性多於男性的疾病。原因雖然不十分清楚，但可確定的是受到雌激素（estrogen）這種女性荷爾蒙的影響。

雌激素與抗壓性有密切關係。在懷孕時、產後及更年期的荷爾蒙分泌會產生很大變化的時期，抗壓性會減弱。如果再加上不安、操心、緊張的話，就容易引發憂鬱症。

懷孕、生產是「產後憂鬱症」的引爆點

生產之後，由於荷爾蒙的分泌急遽變化，導致許多女性因此陷入不安的情緒，通常持續一星期左右會消失。

但是，如果憂鬱症狀長時間持續，就有「產後憂鬱症」之嫌。

產後憂鬱症是荷爾蒙的變化及對育兒的不安，以及生活節奏改變等壓力引起的，因此會對育兒完全失去熱情。如此一來，勢必會阻礙到孩子的發展，因此必須尋求專科醫師的治療。

疑似產後憂鬱症的症狀

憂鬱	如憂鬱、悲傷、沒有希望，不知是否能持續育兒的過度不安等
身體不適	頭痛、肩膀酸痛、倦怠感
喪失興趣	不再看電視，不再與家人交談
飲食障礙	沒有食慾，或過度飲食
睡眠障礙	半夜會因為擔心嬰兒而醒來，之後便睡不著
焦慮、動作緩慢	常常靜不下來，慌張地走來走去。也有變得不愛說話、動作遲緩的
容易疲勞	經常處於非常疲勞的狀態，日常動作也不靈活
懷有罪惡感	「我是個不合格的母親」、「我對不起丈夫」這樣的感覺越來越強烈
思考力降低	不做家事，精神不集中
自殺念頭	想把嬰兒當旅伴一起走上死路

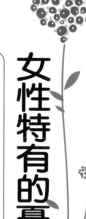

層層心理壓力引發的「更年期憂鬱症」

女性迎接停經的更年期（一般在是在四十五至五十五歲的十年間），這段期間女性荷爾蒙的分泌會大幅減少。結果引起肩膀酸痛、頭痛、頭暈、盜汗、面潮紅、心悸及暈眩等所謂的更年期障礙。

這種身體的痛苦本身就是一種壓力，再加上因爲孩子獨立所產生的失落感，以及對晚年的不安、操心年邁雙親的照護等，就容易引起憂鬱症。

主治更年期障礙的專科醫師表示，單單因爲女性荷爾蒙的改變就引發憂鬱症的案例很少，半數以上的患者都有心理、社會方面的壓力。

症狀輕微時，只要針對更年期障礙進行治療（荷爾蒙補充療法）就能改善。

如果症狀嚴重，荷爾蒙補充療法沒有效果時，就必須接受抗憂鬱劑的治療。

更年期常有的壓力

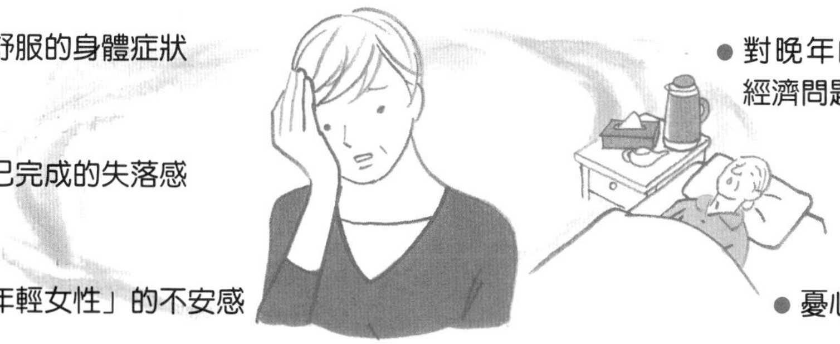

- 因為更年期障礙引起不舒服的身體症狀
- 孩子獨立，母親的任務已完成的失落感
- 迎接停經，對「不再是年輕女性」的不安感
- 對晚年的不安（如生病、經濟問題等）
- 憂心年邁雙親的照護

不可不知！

憂鬱也是經前症候群的可能症狀之一

在月經來潮之前的一星期左右，出現焦慮、憂鬱、強烈的不安感、噁心等症狀，而月經一來，症狀就好轉的狀態，稱爲「經前症候群」(premenstrual syndrome, PMS)。

這種症狀很多女性都會有，若合併情緒低落且嚴重到足以影響日常生活時，就被診斷爲「經前不悅症」(premenstrual dysphonic disorder, PMDD)。

原因雖然不是十分清楚，但主要應該是環境變化等造成的壓力，影響了荷爾蒙的分泌，才進而引發症狀的。

另外，像是精神上的不安定，難以適應現實社會等心理因素也是原因之一，患者有時還會出現衝動性的行爲。

經前不悅症並不是憂鬱症，但如果每次月經時都會反覆出現不舒服的症狀，可用抗憂鬱劑緩解。

得憂鬱症的年輕人和兒童越來越多

憂鬱症患者分布的年齡層很廣。不過，一如青年層和中高年層所處的環境不同，症狀的表現方式和過程也多少不一樣。

年輕世代少有典型憂鬱症的症狀

二十至三十九歲這個年齡層的年輕族群，通常是因為煩惱將來的前途和生活，或與他人做比較而感到焦慮，因此而得憂鬱症的人很多。

青年層憂鬱症患者的增加並非最近才有的事，症狀的表現方式，則被認為和以前稍有不同。

例如，想去上班卻起不了床，感覺噁心、頭痛、暈眩，出現抗拒上班的狀態。但是，除此之外的時間並沒有明顯的症狀，傍晚和假日都能照常活動。

此外，一般的憂鬱症患者通常都懷有強烈的罪惡感和信心喪失感，總覺得都是「自己不對」，但是青年層則對他人抱持不滿，凡事都是「別人不對、社會不對」，有「自己最大」的自負傾向。

這種類型的患者往往有很強的自戀心態，雖然看似只是「任性」，但仍可合乎憂鬱症的診斷基準（請參閱第67頁），必須盡早接受專科醫師診治才行。

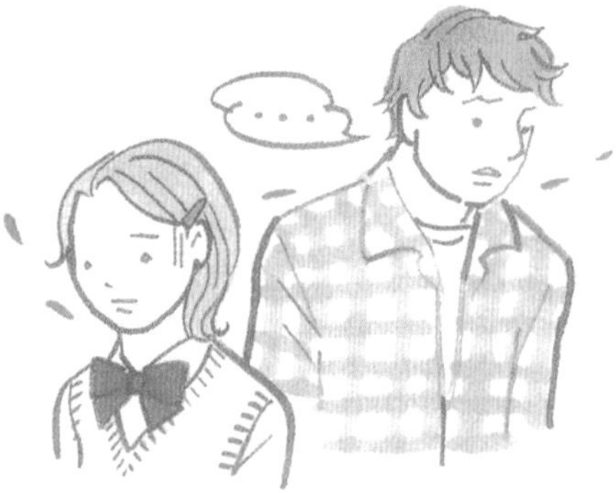

年輕世代的憂鬱症被認為是由於個性（性格、思考方式、價值觀等）與家庭或職場的問題等，複雜地纏繞在一起而引發的

青春期、學齡期容易出現問題行為

青春期正值善感且心神不穩定的年紀，也是容易陷入憂鬱狀態的時期。最近發現，憂鬱症還進一步低齡化，連十歲以下的孩子也會得病。

除了頭痛、腹痛、噁心、食慾不振、睡眠障礙等生理症狀之外，還會變得焦躁、易怒，甚至出現明顯的攻擊性行為。

不過情況因人而異，也有人出現拒絕上學、閉戶獨居不出門、自殘、過度飲食或厭食症之類的問題行為。

如果孩子說：「常常睡不著」、「不想吃東西」、「容易疲倦」、「做什麼都不快樂」、「變得沒自信」等等，就要懷疑是否有憂鬱

學齡期到青年期主要的壓力源

學齡期（6–14歲）	●與父母的關係（如關心不夠、單親等）●家庭問題（父母或家人分居、離婚、不合、生病、死亡等）●父母的教育態度及考試 ●同儕關係 ●師生關係 ●成績不好 ●入學或轉學伴隨的不安 ●沉迷電玩
青春期（15–18歲）	●親子關係（如獨立與依附的糾葛等）●同儕關係 ●師生關係 ●考試、成績不好 ●升學伴隨的不安、失敗等 ●課外活動 ●異性關係 ●性方面的身心變化
青年期（19–25歲）	●自我確立的糾葛 ●升學或就業伴隨的不安、失敗等 ●離開父母獨立 ●同儕關係 ●異性關係 ●對人生的糾葛
成人期（26–39歲）	●自我確立的糾葛 ●結婚、獨立 ●懷孕、生產、育兒 ●和配偶的關係 ●工作上的問題（如工作內容與適性、職場的人際關係、因調換工作崗位或轉職等的職場環境變化、通勤時間和上班時間、失業等）

症。

次頁的兒童憂鬱狀態評量表（DSRS-C），可提供檢測參考。

容易治癒，但也容易復發

兒童憂鬱症對治療的反應不錯，較早期的症狀可獲得改善，和成人憂鬱症比較起來，算是「容易治療」的。

但是，兒童憂鬱症的復發率也高。一度治癒的症狀，不到一年又復發的案例不少。

在反覆的好轉與復發中，會轉變成慢性的輕度憂鬱症。正因如此，有些兒童即使到了成人，也還是受到長年的抑鬱情緒折磨。

因此，就算症狀有所改善，周遭的大人也要時時注意孩子的身心變化，以免疏忽復發的徵兆。

Birleson的兒童憂鬱障礙自我評量表 DSRS-C

我們並不是天天過著快樂的日子，有一點兒寂寞的日子，也有不快樂的日子。你在這個星期之中，心情如何呢？下面的表格中如果哪一項和你的心情一樣的話，就請打圈（○）。答案無關對錯，請依照你的感覺回答就好。

問題	一直都這樣	有時候這樣	從來沒有
1 有很多有趣的事要做	0	1	2
2 睡得很好	0	1	2
3 感覺想哭	2	1	0
4 喜歡出去玩	0	1	2
5 感覺想從現在的狀況中逃出	2	1	0
6 有時會肚子痛	2	1	0
7 精神很不好	0	1	2
8 吃飯很津津有味	0	1	2
9 即使被欺侮，自己也不氣餒	0	1	2
10 感覺活得很無奈	2	1	0
11 可以順利做自己想做的事	0	1	2
12 一如平常做什麼都很快樂	0	1	2
13 喜歡和家人交談	0	1	2
14 做惡夢	2	1	0
15 覺得很孤單	2	1	0
16 沮喪時很快就能振作起來	0	1	2
17 覺得非常悲傷	2	1	0
18 覺得很無聊	2	1	0
小計	分	分	分
合計			分

16分以上就有憂鬱傾向

翻譯：村田豐久，1994年

第3章

選擇好醫師的方法和治療的基礎知識

選擇醫院的重點是什麼？

可到設有精神科或身心科的醫院求診。

重點是：交通方便，有採行自己所希望之治療方法的醫療院所。

前往設有精神科或身心科的醫院

精神科或身心科都有進行憂鬱症的診斷及治療。

懷疑是否有憂鬱症時，或是不確定是不是憂鬱症時，卻長時間持續抑鬱症狀或疲勞感而影響日常生活時，就應該到這些診療科去診察看看。

其醫療方式，對於有任何生理症狀的患者，除了進行和一般內科一樣的治療之外，還會給予心理輔導。

盡早尋求能夠診斷憂鬱症的專科醫師診治，如果對是否要接受診斷猶豫不決，只會延誤治療時機，使病情惡化。

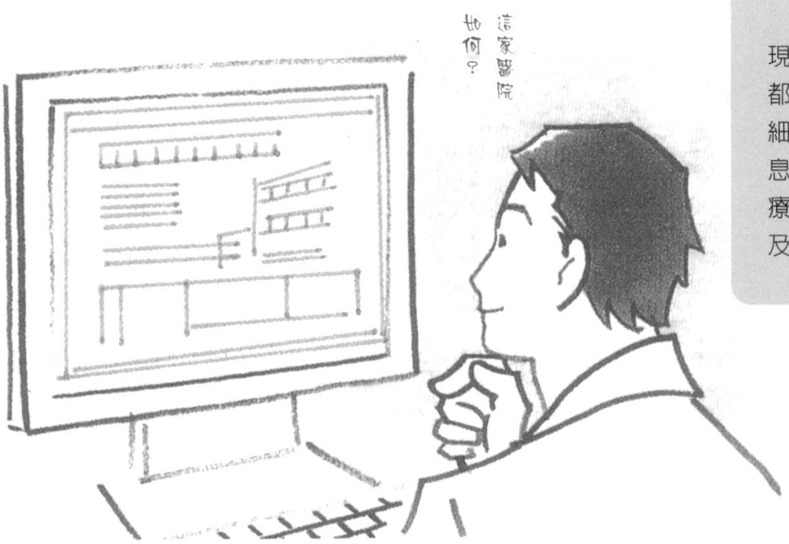

現在許多醫療機構都有建立網頁，詳細刊載如交通訊息、醫院特色、診療體制、檢查設備及患者人數等資料

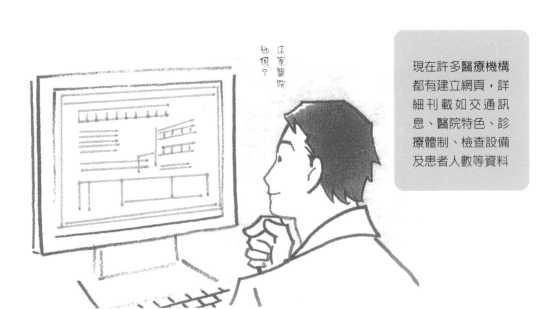

交通方便 比較能輕鬆就診

選擇醫院時，特別重要的一點，就是交通方便、就診容易。

受憂鬱症狀所苦時，由於身體沉重、活動困難，所以在非得就診時，不宜選擇交通不便、候診時間長的醫院。尤其是如果必須長期前往醫院看診的話，選擇交通便利的醫院，是很重要的一點。

有些醫院需要先預約，可事先詢問醫院櫃檯就診方式，或上網查詢，那麼當日就能順利接受診察。

若是又要工作又要治療的話，那先在檢查設備完整的大型醫院接受診察，然後轉往下班回家時順路可到的精神診所治療，也是個方法。

日本的精神科、神經科、精神神經科

以腦功能障礙（如意識、記憶、知覺、感情、思考、欲望及行為的異常等）引起的精神疾病為主，治療抑鬱、不安、焦慮等嚴重的「心理疾病」。

診療對象：統合失調症、憂鬱症、雙極性障礙、不安障礙、適應障礙、強迫性障礙等。

日本的身心科

由於使用「心」這個字，因此常被認為是精神科的領域，但它歸屬於內科，基本上，是在治療壓力等精神原因引起的生理症狀。

診療對象：以自律神經失調症、壓力性潰瘍等的「身心症」為主，以及輕度憂鬱症、不安障礙等。

*在日本，與神經科相似名稱的「神經内科」，是以腦部異常（如腦溢血、帕金森氏症等）引起的神經系統障礙爲對象的診療科

POINT

不用太在意醫院的規模

似乎有許多人認為「去教學醫院、醫學中心或綜合醫院之類的大醫院，比較能獲得確實的診療」，但大醫院的病患很多，常常要帶著不舒服的症狀久候。

關於這一點，如果是到較小型精神科診所的話，可以比較快輪到看診，而且還能得到醫師傾聽患者說話的好處。

另外，在定期回診的期間，由於不會更換醫師，可說很容易與醫師建立信賴關係。

總之，最好不要太在意醫院的規模。

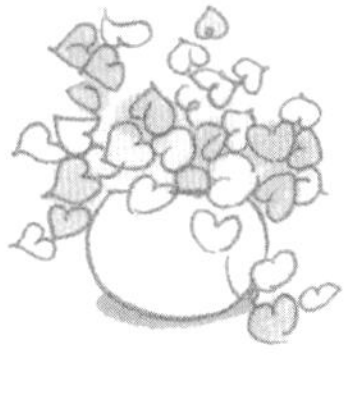

家屬也應陪同前往

接受診斷的當然是患者本人。但是，掌握患者沒有察覺的症狀和狀態的家屬所說的話，很多都可以做為醫師診斷時的參考。

家屬陪伴就診可以緩和患者的緊張和不安

症狀輕微時，患者獨自接受診斷倒也無妨，但嚴重時，家屬最好能陪同就診。

因爲知心的人陪伴在側，可緩和患者的緊張和不安。患者只要稍微放輕鬆，就能向醫師坦率訴說自己的症狀和感覺。

請家屬陪同患者接受診斷，對醫師在病情的診斷上也有幫助。

雖然醫師會詢問患者各種事情，但有時光從患者本身得到的資訊，很難做正確的診斷。因爲有些患者無法說清楚自己的狀態和症狀，而有些患者則是沒有察覺自己有某些症狀。

像這種時候，若能由患者身邊的人，就患者的性

家屬陪同就診的好處

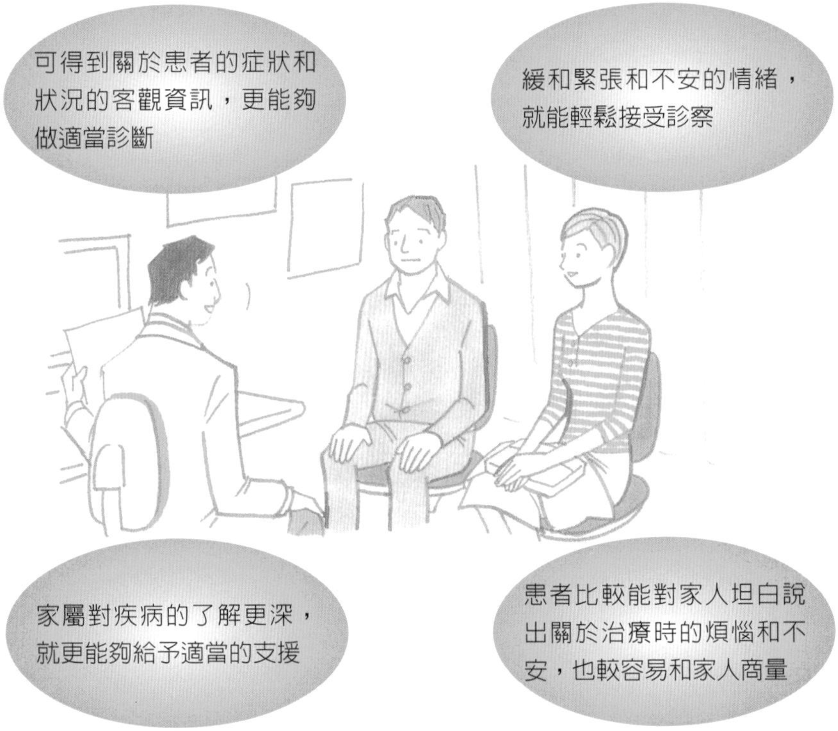
可得到關於患者的症狀和狀況的客觀資訊，更能夠做適當診斷
緩和緊張和不安的情緒，就能輕鬆接受診察
家屬對疾病的了解更深，就更能夠給予適當的支援
患者比較能對家人坦白說出關於治療時的煩惱和不安，也較容易和家人商量

格、家庭環境、工作狀況、周遭發生的事等做說明，將有助於醫師做適當的診斷。

讓家屬有機會了解病情

憂鬱症患者很難獨自克服病魔，必須有醫師和家人的支持才行。醫師能提供協助的時刻，是在患者前來求診的那個當下，而在日常生活中，能夠支持患者的就只有家人而已。

因此，讓患者的家屬充分了解憂鬱症是怎樣的病，以及今後該如何與患者相處，就變得很重要。

不過，是否請家屬陪同就診，還是要看患者本身的意願。除非是特別情況，醫師並不會主動要求必須有家屬在場。

患者也應積極尋求周遭的支援

即使是患者本人，也會希望家人能了解自己去哪家醫院看病，醫師安排怎樣的治療方針等等，這樣對患者來說會覺得比較有信心。

如果有了解自己的人在身邊，像是症狀惡化或感覺對治療有疑問時，就能馬上商量。也就是說，若是有與醫師處於不同角度，且能一起對抗病魔的人從旁協助，治療效果會更加提高。

患者當中，有些人會覺得「不想打擾家人」、「不想把身邊的人牽扯進來」。但是憂鬱症是一種沒有家人或旁人協助就不易治癒的病。如果患者拒絕接受協助，不僅憂鬱症復原不了，反而還會對身邊的人造成困擾。

千萬不要因爲得了憂鬱症而自責或因此而感到羞恥，而要用積極的態度尋求支援。同時，不要吝於感謝給予支援的人。

而透過支援，過去時常覺得孤獨的人，與家人或身邊的人之間的情誼也會更增強、更緊密。

MEMO

社會支持（social support）較豐富的人抗壓力較強

一個人能得到社會支持、援助而生存，就稱為「社會支持」。像是擁有情深義重的家人、可信賴的朋友，也就是身旁那種在工作或日常生活中擔任重要角色的人。

其中，配偶和戀人是最重要的，與患者的關係越好，越能讓他持有信心和彈性，也越經得起壓力。

在是否能夠得到社會支持這方面，千萬不要去指責或抱怨「誰都知道那是可遇而不可求的」，重要的是，坦率地表現出自己的感受和需求。

初診時會進行的診察項目

最初的診察是以問診為中心進行。
問診並不是在做測驗，只要根據問題照實回答就可以。

問診的內容

一般來說，接受精神科或身心科診斷時，醫師在診斷前會先問診，向患者詢問具體症狀、可想到的致病原因、過去的病史、家庭關係等，並記錄下來。問診的目的當然是爲了獲得患者的基本資訊以備使用。

之後，由主治醫師診察時，會把記錄下來的資訊當作參考。

初診時是以問診（患者回答醫師的問題，或醫師傾聽患者的抱怨）爲主。有些沒有好好運用請病患事先填寫的病歷基本資料的醫療機關，醫師就花很多時間來詢問患者問題。

問診的主要內容一般如次頁所示，提供各位讀者參考。

問診時，醫師不只會傾聽患者的回答，還會進行視診（仔細觀察患者的舉止和表情）。

根據這樣的所有資訊做綜合判斷，就能弄清楚患者的狀態。

放輕鬆，照實回答

面對初次見面的醫師詢問各種問題時，患者也許會因爲緊張而不能順利回答。但是，即使說不出話來，即使找不到明確的答案，也請不要著急。找不到答案時，回答「不知道」就好了。

接受問診時

- 簡單說明現在的狀況，不用講一堆得病前的經過。
- 有疑問的事，當場就詢問。
- 如果曾在其他醫院就診，要告訴醫師為什麼想換醫院。
- 如果不能整合出答案，就不要勉強回答，只要回答「不知道」就行了。
- 如果有在服藥，請將藥物一同帶去或把藥品名稱寫下來給醫師看。（審定註：在台灣，請記得將有標示出藥名的藥袋一起帶去，因爲若只拿沒包裝的藥丸，醫療人員無法確定到底是什麼藥物。）

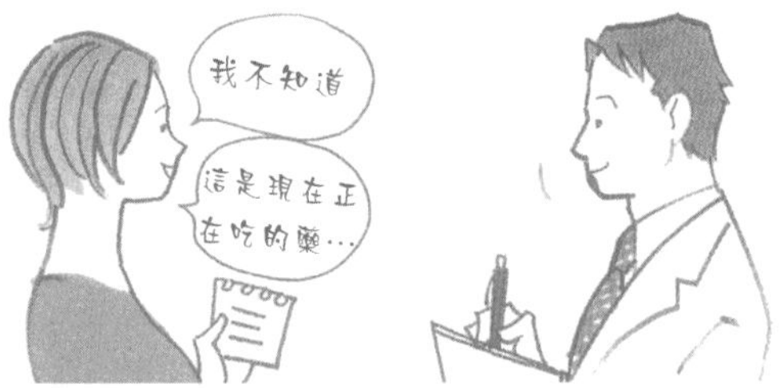

問診時常會問的問題

- 現在的心情、身體狀況如何？
- 什麼樣的症狀是從什麼時候開始出現的？
- 有沒有困擾或煩惱的事？若有的話，是哪些事？
- 工作、學校及家庭的生活狀況如何？（如忙碌、成績不好、人際關係的問題等）
- 經濟狀況如何？（例如是否感到不安、煩惱等）
- 過去是否曾因為生病或受傷而接受過治療？若有的話，是什麼時候？是什麼病或受過怎樣的傷？治療時間大概多久？
- 家中有生病的人正在接受治療或在療養中嗎？若有的話，是什麼人？什麼病？治療或療養期間多久了？
- 有家人或親近的人因生病或意外事故等死亡的嗎？若有的話，是什麼人？什麼時候？什麼原因死亡的？
- 家人當中，曾經有人看過精神科或住院嗎？若有的話，是什麼人？什麼時候？因為什麼病？
- 覺得自己是怎樣的性格？
- 現在有生病嗎？若有的話，是什麼病？什麼時候得到的？
- 現在有在服藥嗎？若有的話，是什麼藥？什麼時候開始服用的？
- 其他，有關患者的基本資料（出生地／學歷／職歷／婚姻狀況／家庭結構／興趣／宗教／抽菸習慣／喝酒習慣）

患者請盡量放輕鬆，把想到的事、內心的事，都直接說出來吧！

另外，有時患者會因爲醫師詢問似乎與心理疾病無關的事，例如多年前的喪失體驗，而感到懷疑。此時，可反過來問醫師：「爲什麼問這種事？」

患者接受診察的同時，心中若是存有疑慮和不安，是很不理想的狀況。患者和醫師的心意若不相通，無論診斷或治療都不能順利進行。

有些患者心中有疑問卻不當場詢問，而是回家之後查書，那樣的話，就無法與醫師建立令人期望的信賴關係。

無論什麼病都一樣，特別是心理方面的疾病，患者與醫師之間的信賴關係是治療的基礎。

對醫師有所防範或存有疑慮都是不行的。

同時進行內科方面的檢查和心理測驗

問診之後，為了檢查身體和心理狀況，緊接著會進行內科方面的檢查及心理測驗。

初診時所進行的主要檢查

檢查是否有隱藏著其他的疾病

憂鬱症大多伴有頭痛、肩膀酸痛、心悸、呼吸障礙及胃腸不適等。有這樣的生理症狀時，就要進行各種內科方面的檢查，這稱爲「除外診斷」。除外診斷的結果如果沒有異常的話，就判斷爲心理疾病。

不過，患者的症狀因人而異，檢查項目也不一樣。另外，也不是每位患者都需要做這些檢查。

當被醫師告知需要做檢查，卻「不知爲什麼要做這種檢查？」或「不知要做什麼檢查而感到不安」時，就詢問醫師。醫師會針對各種檢查的目的、實施方法等，以簡單易懂的方式爲你做說明。

血液檢查和尿液檢查

這是為了了解全身狀態的最基本檢查。透過血液和尿液的成分分析，可了解營養狀態及全身健康狀態。

檢查甲狀腺機能的目的，是因為甲狀腺機能的亢進或低下容易引起憂鬱症狀。至於肝腎功能的檢查，是因為肝腎功能會影響藥物的代謝，這對日後的藥物治療很重要。

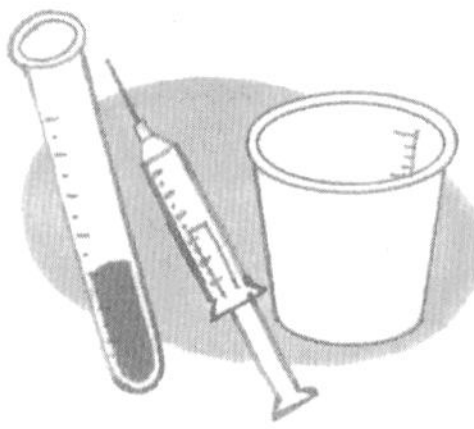

心電圖檢查

透過檢查心臟活動時的心肌運作，可知有無狹心症、心律不整、心肌梗塞等。

治療憂鬱症的藥當中，有些對心臟會有不良影響，因此，透過這項檢查可以了解哪些藥可用或不可用。

心電圖檢查不只適用於診斷時，為了查知藥物的副作用，在治療期間偶爾也會做。

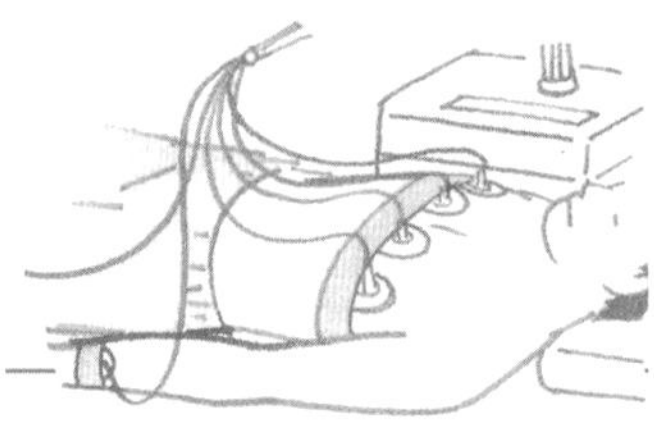

透過心理測驗檢視心理狀態

心理測驗的目的是爲了調查患者的心理狀態，透過這個測驗可查知憂鬱症的進展程度。有關憂鬱症的心理測驗，除了第29頁介紹的「憂鬱症自我評量表」之外，還有許多別的量表。

自我評量的心理測驗有很多，患者可將結算出來的總分高低，當作判斷憂鬱症程度的參考。

在高齡患者方面，如果懷疑有失智症時，也可進行有關記憶力、注意力、計算力等的測驗。

再者，各醫院也有自己編製的心理測驗表。而會進行心理測驗的，也不只限於精神科。

頭部 CT 、MRI 、腦血流檢查

這是為了檢查腦部是否有器質性的異常。透過 CT（電腦斷層攝影）和 MRI（核磁共振攝影）把大腦橫切面的影像呈現出來，就如同可看到腦腫瘤、腦血管梗塞、腦溢血及阿茲海默症那樣，也能檢查有無引起腦萎縮。如果必須鑑別是否是腦血管梗塞、腦溢血的後遺症及阿茲海默症時，這項檢查就很重要。

另外，如果有裝置心律調節器的話，不能做 MRI 。

腦波檢查

這是記錄腦的微細電流活動。可檢查腦部有無器質性的異常，如癲癇等。

另外，腦功能低落引起意識障礙時，腦波也會出現變化，因此這個項目對檢查腦功能有無異常也很有用。

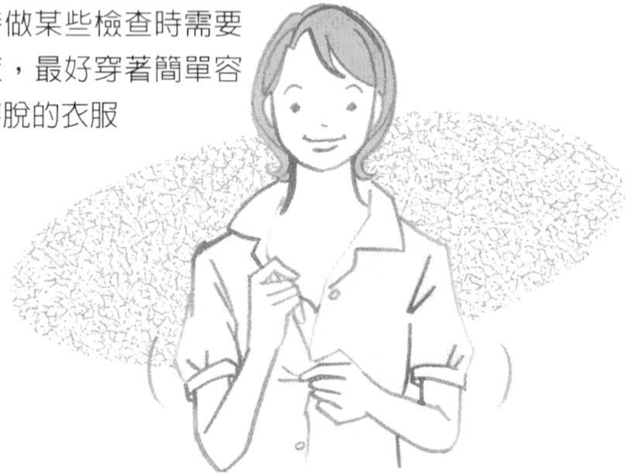

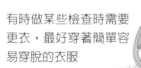

有時做某些檢查時需要更衣，最好穿著簡單容易穿脫的衣服

其他檢查

- **X 光檢查**：檢查胸部、腹部有沒有腫瘤。
- **超音波檢查**：檢查腹部有無腫瘤，以及是否有膽結石、尿路結石。

＊需要接受怎樣的檢查，依每個人的不同症狀而定

＊已在別的診療科檢查過的項目，有時可以不用再檢查

根據診察和檢查結果做綜合性的診斷

疾病的診斷是透過問診和視診所獲得的資訊，以及各種檢查結果，在參考診斷手冊之下審慎進行的。

使用國際診斷標準診斷

憂鬱症的診斷，除了透過問診所獲得的資訊和各種檢查之外，還會參考如下一頁的診斷標準。

這是美國精神醫學會編製的，稱爲《DSM—IV精神疾病的診斷及統計手冊第四版》，被當作國際性診斷標準。《DSM—IV》將憂鬱症歸類爲「情緒疾患」中的「重鬱症」。只要符合重鬱症的診斷標準，就被判斷爲憂鬱症。

說到重鬱症，或許很多人會想到重度憂鬱症，但一如本書所談的，指的是一般憂鬱症。

憂鬱症的診斷有時很費時

憂鬱症常會出現各式各樣的症狀，因此有時無法單從一次診察就診斷出來。

就患者來說，或許會感到不安或著急，但請信任醫師，接受整個過程的觀察。

若是嚴重的憂鬱症，一定要盡量早些診斷並做適當的治療，但有輕度憂鬱傾向的患者，也可能有憂鬱症以外的疾病，進行鑑別診斷是相當重要的。

醫師對於診斷的高度慎重態度，希望患者也能理解。

MEMO

「情緒疾患」（mood disorder）的分類

「DSM —IV」中，將情緒疾患做如下分類：

★**雙極性疾患（bipolor disorder）**

雙極 1 型：強烈躁期狀態　**雙極 2 型**：輕度躁期狀態

★**單極性疾患（unipolor disorder）**

重鬱症：一般憂鬱症　**輕鬱症**：症狀比重鬱症輕，但持續兩年以上（輕度憂鬱症）

DSM－Ⅳ的重鬱症診斷標準

A	● 以下九項症狀當中，至少在兩週內，同時出現五項以上，且呈現與病前的功能不一樣的情況。 ● 五項以上當中，至少一項是①或②。 ※不包括因明顯的身體疾病或精神分裂症的妄想、幻覺引起的症狀 ①幾乎整天、每天持續憂鬱情緒（根據本人或家屬等的陳述）。 ②幾乎對所有的活動、興趣或喜悅，幾乎整天、每天都顯著減少。 ③沒有實施飲食療法，但體重明顯增加或減少，或幾乎每天食慾增加或減少。 ④幾乎每天失眠或睡過多。 ⑤幾乎每天精神運動性激動或遲滯（並非本人的主觀感覺，家屬也看得出來）。 ⑥幾乎每天感到疲勞或失去活力。 ⑦幾乎每天都有無價值感，或過度、不適當的罪惡感（並非只是自責或因生病引起的罪惡感）。 ⑧幾乎每天思考力或專注力都減退，或無決斷力（根據本人或家屬等的陳述）。 ⑨反覆想到死亡，雖然沒有特別的計畫，但有反覆自殺念頭或企圖自殺。或者已有自殺計畫。
B	此症狀不符合混合躁症發作（雙極性疾患）的標準。
C	此症狀造成臨床上重大的痛苦，或損害社會、職業或其他重要領域的功能。
D	此症狀並非由藥物或一般身體疾病的生理作用造成的。
E	此症狀無法以傷慟反應（bereavement）作最佳解釋。意即失去所愛的人之後，症狀持續兩個月以上，有明顯的功能障礙、病態的無價值感、自殺念頭、精神病性症狀、精神運動性遲滯等特徵。

判定法

①憂鬱情緒；②失去興趣、關心；③食慾改變、體重減輕；④睡眠障礙；⑤無氣力、活動低落；⑥疲勞、倦怠感；⑦無價值感、罪惡感；⑧思考力、集中力降低；⑨自殺念頭當中；包括①或②，這些症狀當中共有五項以上持續兩週，且符合B至E的標準，就被診斷為憂鬱症。

尋找可以信賴的醫師

憂鬱症的治療達半年以上是很平常的。由於要和醫師長時間往來互動，因此重點就是選擇合得來的醫師。

對醫師懷有不信任感 就無法期待治療效果

憂鬱症的治療需要半年到一年。在這長久期間，若對醫師不信任，即使進行治療，也很難痊癒。

症狀一直沒有改善，或出現料想不到的藥物副作用時，如果沒有可以輕鬆商量的醫師，患者就會害怕吃藥，而任意停藥。

憂鬱症的治療並不是只有藥物療法，也可採用「心理治療」（Psychotherapy，透過醫師與患者的交談來解決患者的心理問題）。但是，如果患者不願打開心結跟醫師交談，一直好像很倦怠的樣子，就會造成反效果。

所以說，醫師和患者建立良好關係是很重要的。

不過，太過重視選擇醫師，似乎會有延遲治療的問題。醫師和患者只要多見幾次面，就會開始建立信賴關係了。

合不來時 也可選擇換醫師

儘管醫師和患者都熱心致力於治療，試圖一起努力，但有時就是怎麼也無法維持良好關係。

由於彼此都是人，所以總有性情相投或不相投的人。如果與醫師的關係不融洽時，大可下定決心換醫師。

此時要將過去診斷、檢查的結果及治療過程等資料，轉交給新的醫師。為了早日復原，接收活用過去的診斷或治療的有效率醫療也很重要，千萬不可從零再開始。

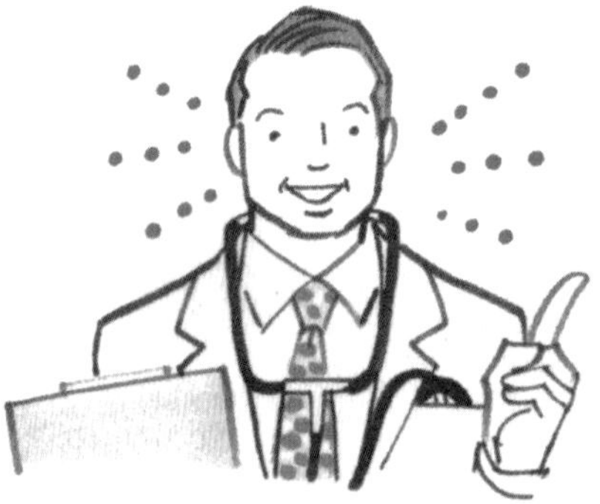

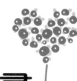

憂鬱症並不是光吃藥就會好的一時性疾病。患者如果不能信任醫師，就不能克服長期的治療

好醫院、好醫師的條件

能經常傾聽患者抱怨

儘管診察時間有限，但在有限的時間中願意傾聽患者的不安和煩惱，並站在患者的立場，努力體察患者感受的醫師，就是理想的醫師

可一直請同一個醫師看病

建立信賴關係之後，經常更換主治醫師是很不好的。如果雙方關係淡薄，只能得到片段的資訊等，會阻礙治療

能指示明確的治療方針

能對患者確實說明治療方針或治療的前景，也是能被信賴的醫師的條件

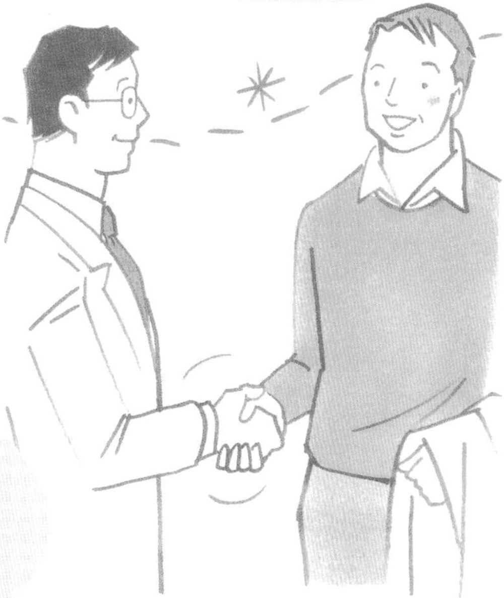

能給予支持，相信一定會好起來

如果醫師具有人情味，能確實掌握患者的問題，不只對患者還有其家屬給予支持，讓他們相信「一定會好起來」，那麼患者就能安心接受治療

能給予具體的指示

當患者透露煩惱或不安時，給予具體的指示或建議，且對患者的問題也能確實回答的醫師，就是能被信賴的醫師

患者和醫師擁有「以二人三腳爲目標」的意識很重要

了解治療的必要性

「憂鬱症」是必須接受專科醫師治療的疾病。要先認識這一點才開始治療。

不要獨自煩惱，請藉助專科醫師的力量

最近，大家對憂鬱症的理解更深，即使被診斷爲「憂鬱症」，受驚嚇的人也減少了。但是，其中有些人不認爲那是一種病，而自責「自己不夠努力才這樣」，並想獨自克服。

雖然擁有「自己的病自己治療」的意識很重要，但是憂鬱症並不是可以獨自治好的病，必須透過專業治療才行。

患者之所以失去幹勁，是因爲遭受壓力使內心疲憊不堪，所以非接受治療不可，而藉助專科醫師的力量，才是復原的捷徑。

表明病名就可避免周遭的人誤解

患有憂鬱症時，由於遲到或請假次數增加、工作效率低落，因此來自上司和同事的評價也變差。如此一來，壓力更重，對憂鬱症的復原會有很不好的影響。

一旦被診斷爲「憂鬱症」，就向身邊的人表明。「得憂鬱症並不是可恥的事」，沒有必要隱瞞。憂鬱症並非特殊的病，而是因爲比別人加倍努力，心才生病了。

只要告訴同事自己得了憂鬱症，同事了解你的處境（例如不是因爲偷懶而是生病才怠工），就能給予協助，建立一個有利於治療的環境。

POINT

憂鬱症本來是容易治療的病

一般人常認為憂鬱症是「很難治療的病」，但它原本是「好轉率」極高的病。

放眼世界，有關疾病的本質及治療方法的研究，都一直不斷在進行，有效的藥也不斷被開發出來。

因此，絕不要悲觀認為「一旦得了憂鬱症就要和它相伴一輩子」。只要接受適當的治療，復原的日子一定會到來。

充分了解憂鬱症是治療的第一步

● 憂鬱症的初期，對藥物容易有反應，是「好轉率」極高的病。如果以為它是一輩子都治不好的棘手的病就錯了

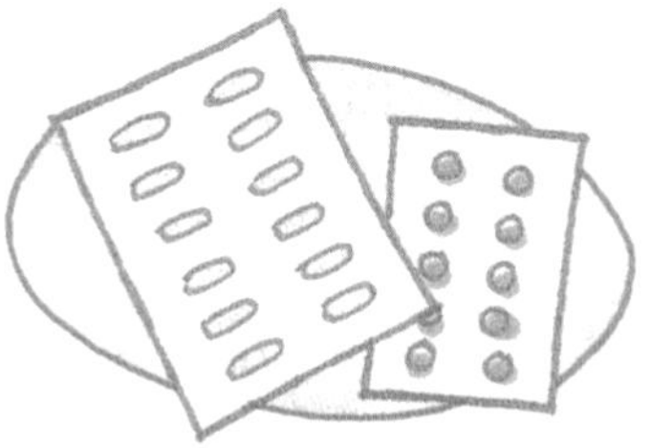

● 情緒低落、沒有幹勁，是因為精神性疲勞累積過多，腦部活動降低，壓力不能排解的狀態

● 若不好好接受治療變成慢性的話，藥效就不太好，會變得很難治癒

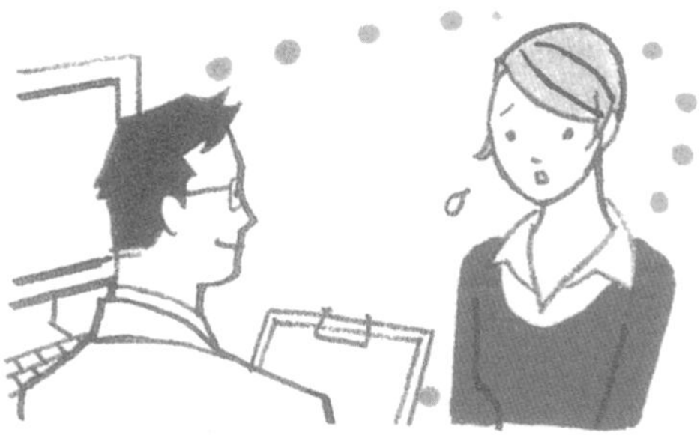

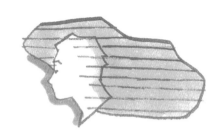

● 憂鬱症是任何人都可能得到的病。沒有必要感嘆「為什麼會得到這種病？」或躲避人

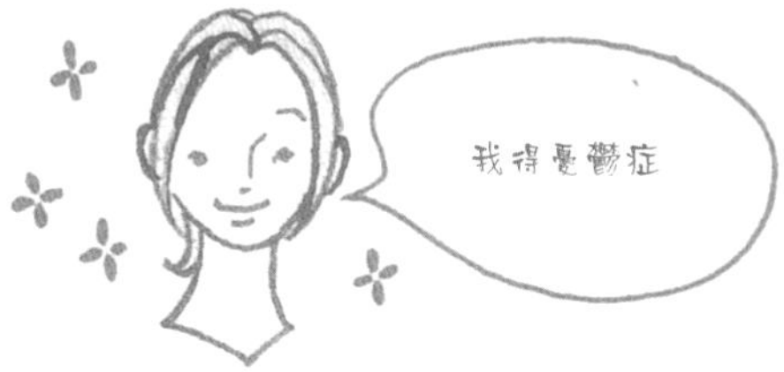

● 憂鬱情緒增強，就會產生自殺念頭，但那是憂鬱症的症狀之一。只要接受治療，就會脫離絕望的想法

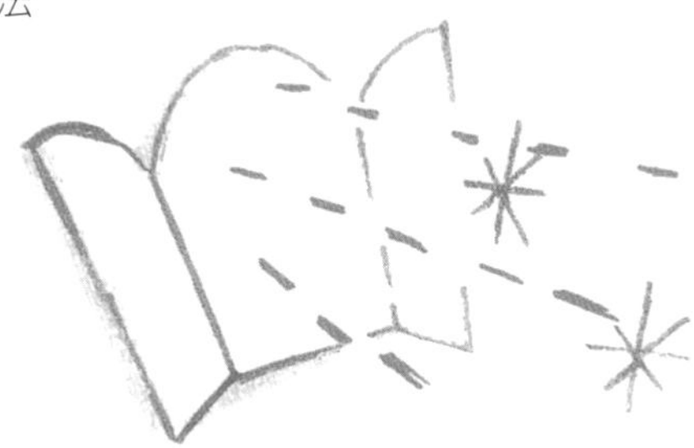

● 由於會出現精神症狀和生理症狀，所以很難自覺有憂鬱症。發現壓力導致身心不適時，就要盡快治療

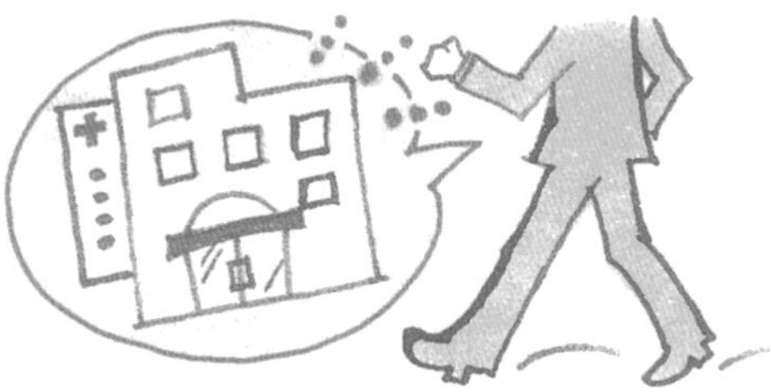

專欄

不要忘了朋友和支持者的存在

憂鬱症不是孤獨的病

當被醫師診斷為「憂鬱症」時，有些人會認為「得憂鬱症的人並不多，偏偏我卻得到了。」但是目前在日本，約有 360 萬人苦於同樣的症狀，所以請絕對不要有「這是得不到任何人了解的孤獨疾病」等的想法。（審定註：台灣目前憂鬱症的患者約超過百萬人。）

反倒是，要覺得「確實診斷出憂鬱症太好了」，就專心治療吧！然後考慮把得到憂鬱症的經驗，活用於今後的人生。

不要忘了身邊有可以幫助你的人

還有，不要忘了有了解你是憂鬱症患者，而想協助你治療的「支持者」。

醫師、臨床心理師、家人、公司同事、朋友等這些支持者，也許不能百分之百了解你生病的痛苦，但他們會努力去了解。請你知道，你並不是孤單一個人。

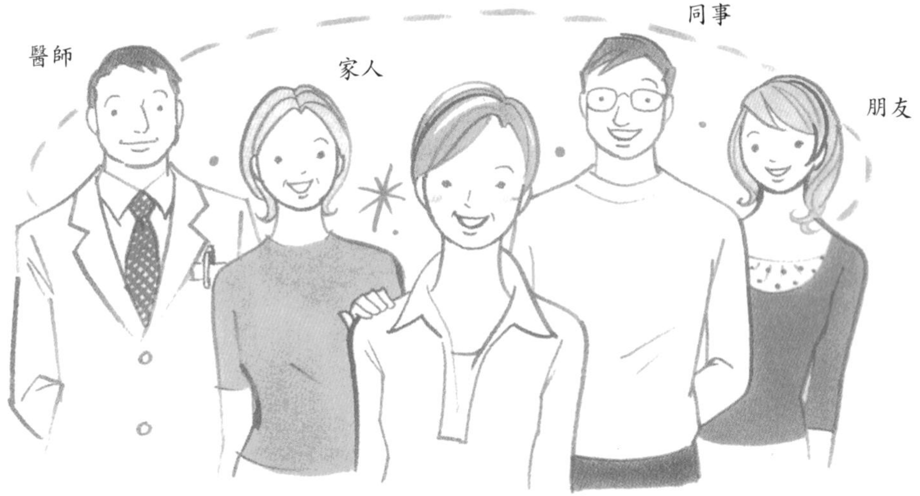

治療中，不安感越來越嚴重或煩惱什麼事時，請和支持者商量。自個兒煩惱或想自己解決，是非常不好的

第4章

憂鬱症要這樣治療

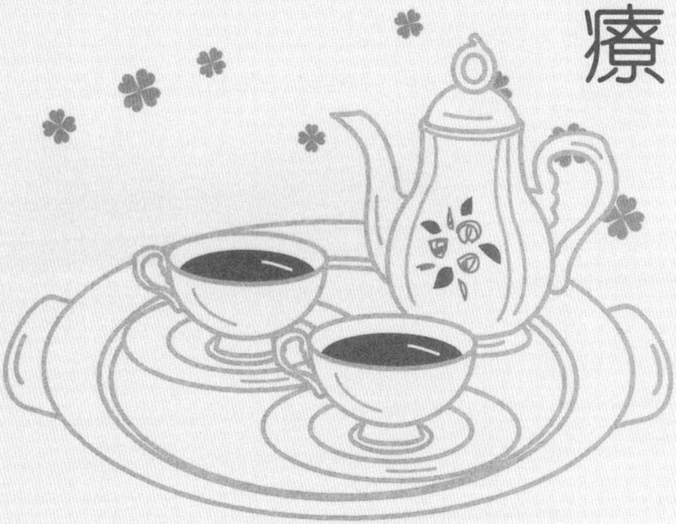

最重要的就是休養

憂鬱症的治療，不管如何，首先就是休養。停止工作、不做家事是最好的。

讓身心休息也是重要療法

在治療憂鬱症方面，爲了使身心充分休息，遠離壓力源很重要。

就因爲患者屬於責任感較強的類型，唯恐自己休息會增加周遭的人的負擔，所以經常懷有罪惡感。但是，如果持續勉強工作或做家事，反而會給身邊的人帶來負擔。

即使自己認爲還能工作，工作效率也不好。主治醫師若指示必須請假休養，那就下決心請假吧！

休假中，原則上是每一至二週定期回診，盡可能讓身心安靜休息。

休養、藥物療法、心理治療是基本的治療

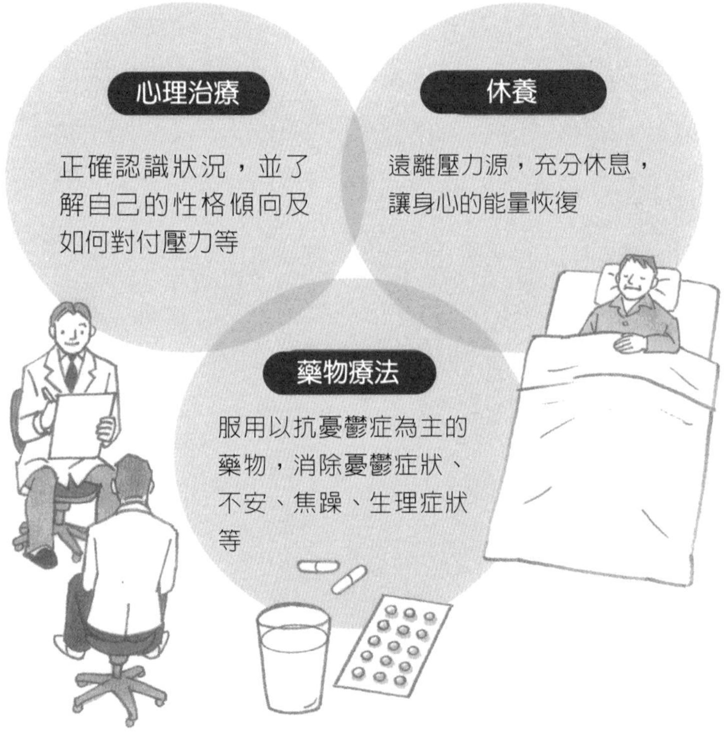
心理治療
正確認識狀況，並了解自己的性格傾向及如何對付壓力等
休養
遠離壓力源，充分休息，讓身心的能量恢復
藥物療法
服用以抗憂鬱症為主的藥物，消除憂鬱症狀、不安、焦躁、生理症狀等

先從請一個星期的假開始，再看情況延長

一般來說，休養期間是三個月，但因人而異，而且還是要看恢復的速度，也有人需要半年以上。不過對上班族來說，或許不能輕鬆地請假三個月，總會擔心因此而丟掉工作。

因此，我會問不能休假的患者：「如果以身體不適的理由請假，能請幾天假？」大部分的患者回答說：「幾天到一個星期。」於是我就建議：「那麼，就先請一個星期的假吧！」

很多患者說，一旦遞出請假單，就能下定決心專心治療了。

即使覺得已經復原，也不能馬上返回原來的生活

即使認爲身體狀況稍微好一點了，還是要再休息一段時間。憂鬱症的治療，不只是要消除症狀，還要改正以前的生活形態和思考模式，才能成爲不再患有憂鬱症的自己。

例如，因爲過勞而得到憂鬱症的人，再回到和以前同樣忙碌的工作場所的話，憂鬱症遲早會復發。

另外，「想避免憂鬱症再復發，卻沒有改變生活習慣和思考模式」的人，再度遭遇壓力時，憂鬱症很可能反覆發作。

不可以責備自己得到憂鬱症，但必須檢討爲什麼得到這種病，應該改正的地方就加以改正。這樣的努力，有助於提高治療效果，同時預防復發。

POINT

休養時的心理準備

- 要了解「如果現在不休息，更嚴重的話，會造成身邊的人的負擔」。
- 根據主治醫師的診斷，既然指示「必須休養」，就要下定決心休息。
- 一開始沒有必要請長假休息。可先以「身體不適」爲由，請幾天或一個星期的假
- 休養中要忘記工作和公司的事。
- 請家人幫忙做家事。
- 除了吃飯和上廁所之外，想睡多久，就睡多久。
- 盡力避免和感到痛苦的人往來。
- 不要急著盡快治癒。

用藥物消除痛苦的症狀

可用藥物消除憂鬱情緒、不安、焦躁感等精神症狀，及改善失眠、食慾不振等的生理症狀。

憂鬱症是容易用藥物改善的疾病

憂鬱症呈現的各種症狀，可以透過抗憂鬱劑消除。

抗憂鬱劑的種類很多（請參閱第81頁）。其中，被認爲對許多患者最有效的藥就做爲「第一線用藥」。

對第一線用藥沒有效的患者，就使用效果較高的「第二線用藥」。

經使用第一線用藥或第二線用藥，全體患者約有八成病情會好轉。由這個比率可見，憂鬱症是容易用藥物改善的病。

副作用少，可以安心服用

藥物療法是以使用抗憂鬱劑爲主，再加上安眠藥、抗焦慮劑等。這些統稱爲「精神科用藥」（psychotropic drug），其中無論哪一種，對「神經傳導物質」都具有調整作用。

說到藥效作用於腦部的藥，患者當中有些人存有疑慮，不知「持續吃藥會不會癡呆？」「會不會造成依賴性？」而感到不安。

但是，醫師所開的藥，只要遵照指示服用，並不會傷害大腦和身體或產生依賴性。這有許多患者可以爲證，所以請相信醫師和藥效，按照指示服用。

治療憂鬱症不可不吃藥。透過藥物，只要能阻斷痛苦的症狀，「悲觀思考事情而愁眉不展」的性格就會改變

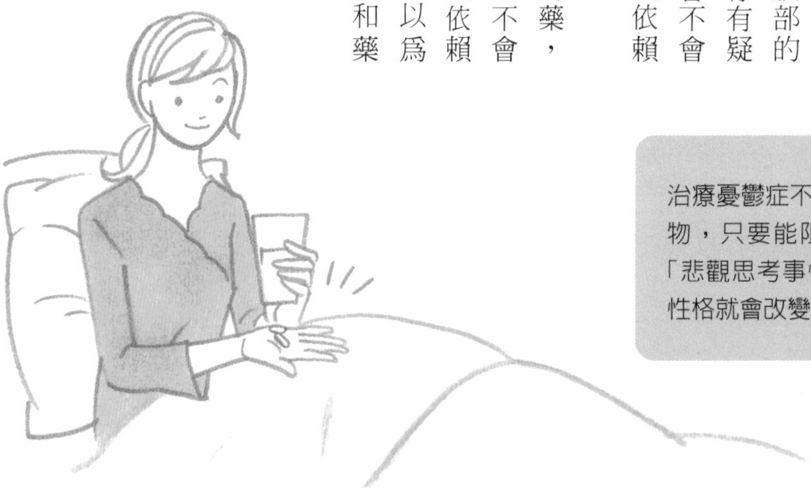

不可擅自停藥

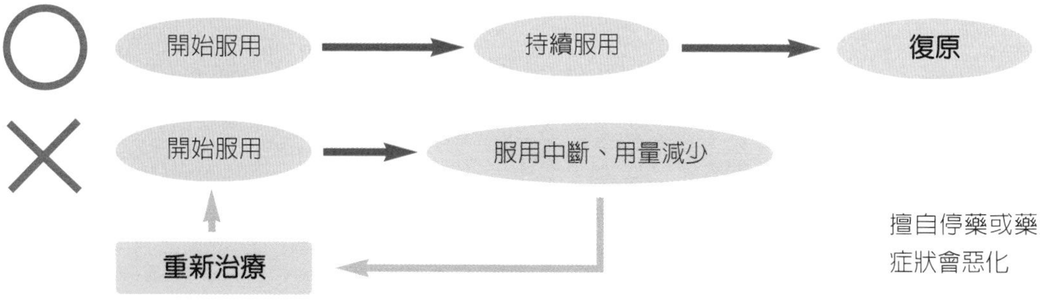

擅自停藥或藥量減少，症狀會惡化

對用藥有疑慮時，一定要和醫師商量

開藥的醫師，會在患者遵照指示服藥的前提下評估藥效。

因此，如果應該吃的藥沒有吃，或服用量比指定量少（或多），醫師就無法正確評估藥效。

藥物在人體內，必須維持一定的血中濃度才能發揮效果。因此，才會規定服用量和次數，嚴格禁止患者擅自調整藥量或停止服藥。

「吃了藥，但好像沒有效果」、「吃藥後開始感到不舒服」，當出現這樣的問題時，請立刻和醫師商量。

特別是引起無法忍受的痛苦副作用時，即使還沒到預約回診的時間，也要和醫師聯絡，請醫師研究對策。

POINT

服藥時應注意的事項

- 對藥劑有疑慮時，要跟醫師商量。
- 必須按規定的藥量和指示服用。
- 即使覺得症狀改善了，也不可以任意停藥或減量。
- 儘管症狀一直沒有改善，也不可以擅自增量或增加服用次數。
- 服藥後，感覺出現副作用的不舒服症狀時，要立即跟醫師商量。
- 若有覺得奇怪的地方，例如症狀的變化等，要告訴醫師。

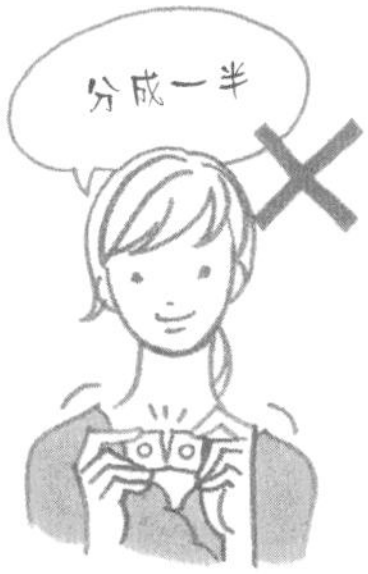

常用的抗憂鬱劑的種類及特性

目前，日本使用的抗憂鬱藥約有二十種。而使用什麼藥，則依患者的症狀和年齡來判斷。

消除抑鬱情緒的抗憂鬱劑

目前憂鬱症所使用的藥，大致可分爲五類：「三環類抗憂鬱劑」、「四環類抗憂鬱劑」、「SSRI」（選擇性血清素再吸收抑制劑）、「SNRI」（選擇性血清素及正腎上腺素再吸收抑制劑）、「其他」等。

三環類、四環類是自古以來就有在使用的藥，現在還是在使用，雖然效果高，但缺點是容易出現副作用。

而SSRI，其效果不但與三環類、四環類相同，還有副作用少的優點。一九九九年，此藥在日本受到核准，憂鬱症的治療成果也突飛猛進。

最近，無論憂鬱症狀的程度如何，一般都以SSRI做爲第一線用藥。

SSRI有強化血清素的作用

憂鬱症狀被認爲與腦內神經傳導物質中的血清素和正腎上腺素的作用減弱有關。

SSRI就是靠血清素的作用，使神經細胞間的訊息傳遞順利的藥劑的總稱。由於對心臟的影響小，心臟不好的人或有併發症的人，以及高齡者也都能使用。

最近，除了憂鬱症之外，SSRI也被使用於恐慌症、強迫症等的治療。

另外，SSRI還有個優點，就是藥效長，一天服用一次就可以。

（審定註：目前台灣使用的抗憂鬱劑大約有二十種。請見書末第157頁的附錄）

POINT

邊觀察效果邊選擇藥劑的種類

目前，日本核准的SSRI有fluoxetine（商品名為「百憂解」[prozac]）、paroxetine（商品名為「克憂果」[seroxat]）、sertraline（商品名為「樂復得」[zoloft]）（請參閱第81頁）三種。

通常，醫師會先開其中一種給患者服用。如果效果不好的話，就換其他種類，持續選擇最適合患者的藥。當SSRI沒有效時，就換SNRI。

儘管如此，仍然沒有效果的話，就改換三環類或四環類的抗憂鬱劑。

服用 SSRI 時

沒有服用 SSRI 時

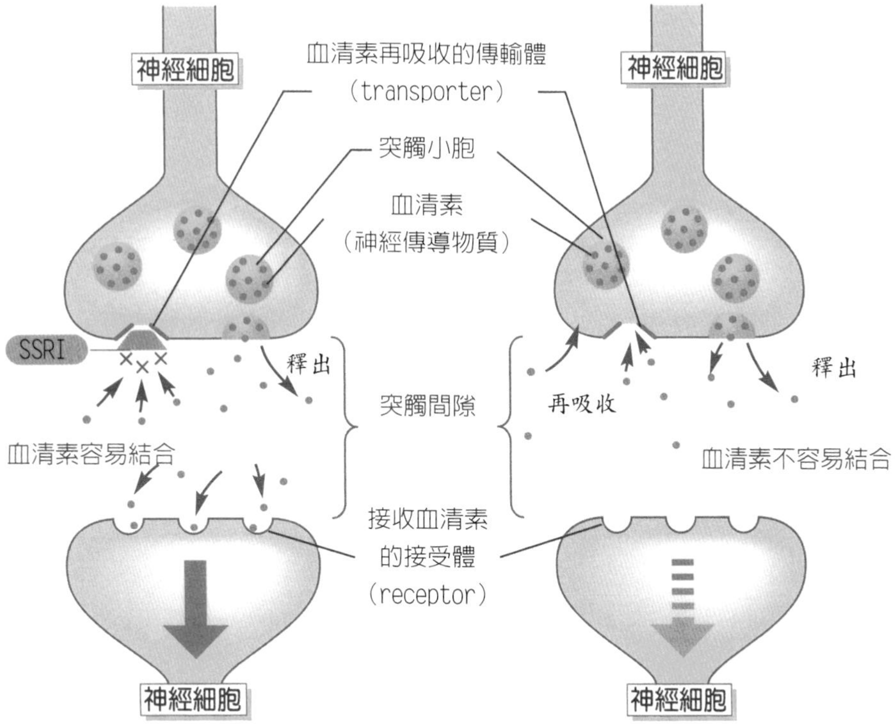

透過 SSRI 的作用，將血清素再吸收的傳輸體（transporter）堵住，阻止再吸收。因此，突觸間隙的血清素量增加，就容易與接受體結合。

如此一來，腦部的訊息傳遞變得順利，思考和情感等的精神活動就會活潑。

突觸間隙的血清素量減少，就不容易與接受體結合。

於是，大腦的訊息傳遞功能降低，思考和情感等的精神活動就停滯。

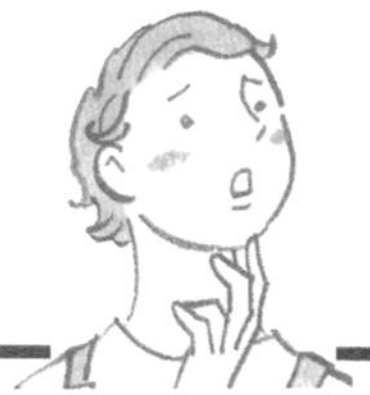

比SSRI更受期待的抗憂鬱作用劑SNRI

服用SSRI之後，全體患者之中約有六成症狀會改善。但是，其餘約四成患者並不見效。如果是這種情況，就改用第二線用藥SNRI。這種藥除了血清素之外，還可阻止正腎上腺素的再吸收作用。

SNRI是比SSRI更新型的抗憂鬱藥，日本於二○○○年認可。

目前，日本核准使用的SNRI，只有milnacipran（商品名為「鬱思樂」[ixel]）一種。

由於milnacipran行走的代謝路徑與一般藥劑不同，對同時服用多種藥物的患者來說，有不會引起藥物「交互作用」（一起服用會產生不良作用）的優點。（**審定註：台灣還有duloxetine，商品名「千憂解」[cymbalta]。**）

三環類、四環類一般使用於重憂鬱症

三環類、四環類的名稱，是依據化學結構式中的三個、四個苯環命名的。

無論三環類或四環類，阻止血清素和正腎上腺素再吸收這一點，和SSRI及SNRI是一樣的，但是如乙醯膽鹼（acetylcholine）、組織胺（histamine）等，因對其他的神經傳導物質的接受體也會起作用，所以容易引起副作用。

乙醯膽鹼的運作受抑制，就會出現排尿困難、視力模糊等的「抗乙醯膽鹼作用」，而組織胺的運作受抑制，則會出現嗜睡等的「抗組織胺作用」。

三環類對改善症狀的效果很高，對重症患者或有自殺危險性時，常會使用到。

四環類是為了減少三環類的副作用而開發的，所以高齡者也能使用。

使用三環類抗憂鬱劑的案例

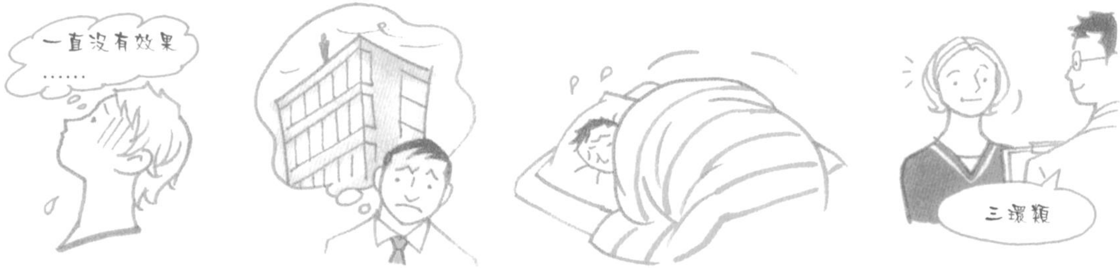

- SSRI 和 SNRI 都沒有效果時
- 必須馬上改善症狀時，例如有自殺危險性時
- 精神運動性遲滯強烈時
- 以前使用三環類有良好效果的人

日本常見抗憂鬱劑的種類（審定註：與台灣的情形不同，請參見第157頁）

分類		藥品學名	商品名	服用量（mg/日）	藥的特性及有無副作用
第一代	三環類	imipramine amitriptyline nprtriptyline trimipramine clomipraming	妥富腦（tofranil） 特定腦（tryptanol） noritren surmontil anafranil	25 － 200 35 － 150 30 － 150 50 － 200 50 － 100	效果明顯但副作用強、等待出現效果要花一段時間
第二代	三環類	amoxapine lofepramine dosulepin	amoxan amplit prothiaden	25 － 75 20 － 150 75 － 150	和第一代的三環類一樣有副作用，但比較輕微
	四環類	maprotiline mianserin setiptiline	低落美（ludiomil） tetramid tecipul	30 － 75 30 － 60 3 － 6	效果比較快出現，但稍微差一點。副作用少
第三代	SSRI	fluvoxamine paroxetine sertraline	無鬱寧（luvox）、 depromel 賽樂特（paxil） 樂復得（zoloft）	50 － 150 50 － 150 20 － 40 25 － 100	效果和三環類差不多，但副作用相當輕微
第四代	SNRI	milnacipran	toledomin	30 － 100	效果和三環類差不多，有即效性。副作用與 SSRI 相同，但比三環類輕微
其他		trazodone	reslin desyrel	75 － 200 75 － 200	像三環類那樣的副作用較少
		sulpiride	脫蒙治（dogmatyl）	150 － 300	有時使用於對 SSRI 沒效時

不可不知！

也有第 1 、第 2 、第 3 代的分類法

抗憂鬱劑除了依據化學結構式、作用等來分類之外，也有按照開發的年代來分類的。

1950 － 1960 年代開發的三環類抗憂鬱劑是「第一代」，之後開發的就稱爲「第二代」，包含三環類和四環類抗憂鬱劑。

1980 年代開發的 SSRI 稱爲「第三代」，1990 年代開發的 SNRI 稱爲「第四代」。

典型的抗憂鬱劑的副作用較強，患者和醫師都認爲應該盡可能使用新藥。但是，服用 SSRI 等沒有效時，或有強烈精神運動性遲滯的重度患者，有時還是要開三環類處方。

如果遇到這種情況，使用新藥並不是最好的方法，須請讀者了解。

抗憂鬱劑的副作用不可不知

有時，抗憂鬱藥的副作用比效果還早出現。
有些副作用可暫時先觀察情況再決定如何處理，但有些則是必須馬上處理。

副作用比藥效還早出現

很多抗憂鬱劑的副作用會比效果早出現。有時，從服藥當天起就出現副作用，一直到可以確實自覺到藥效前，可能會長達一個星期到數個星期。

如果不了解這種現象，認爲「吃了藥反倒全身不舒服」而對藥物越來越不信任，有時就會胡亂停藥。

但是，那些副作用一般在持續服藥之後，就會逐漸消失。

醫師在開抗憂鬱劑時，對於副作用會有所說明，儘管如此，服藥中如果感到有疑問的話，一定要和醫師商量。

有關抗憂鬱劑的配藥方式容後說明。要知道，「如果服用的藥量不夠，就不會有效果」，請遵照醫師的指示持續服藥。

抗憂鬱劑容易引起的副作用

抗憂鬱劑當中，特別容易引起副作用的是「三環類抗憂鬱劑」，主要爲口渴、便祕、排尿障礙、視力模糊、暈眩、站起時頭暈、冒汗等。

四環類也會引起和三環類一樣的副作用，但一般認爲它比三環類不易引發副作用，若有的話，程度也較輕。

SSRI和SNRI有時也會引起噁心、嘔吐、食慾不振、腹瀉等消化器官的症狀，以及失眠、性慾降低、手發抖等。

抗憂鬱劑的效果和副作用出現的模式

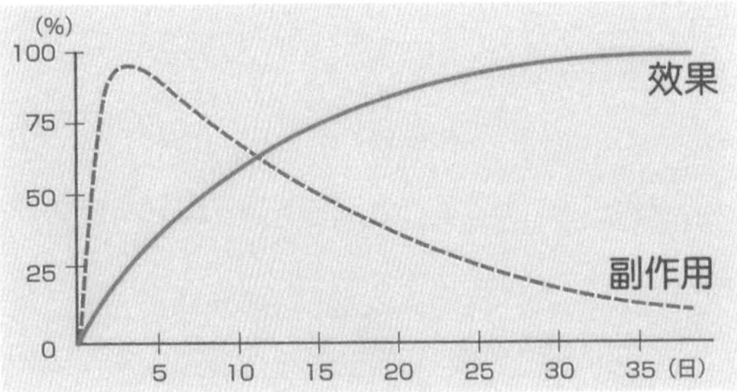

一般來說，會先出現副作用，再顯現效果

☼發生副作用時的因應之道☼

排尿困難

多喝水也很難排尿時，即使還沒到回診日，也須立即找醫師商量。有時使用利尿劑可以改善，但沒有效時，就必須更換抗憂鬱劑的種類或改變藥量。

有尿液卻完全排不出來時，要立刻前往醫院做導尿等處置。

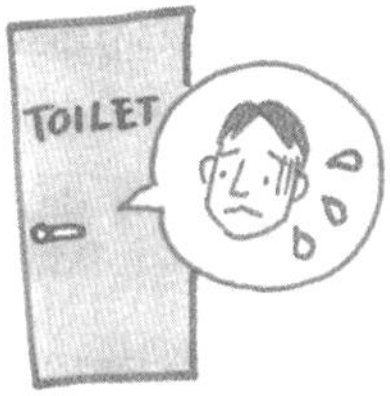

口 渴

解渴的方法有：多喝水或茶、多漱口、口含冰、嚼口香糖、吃喉糖等。

不過，要注意水分和糖分不可攝取過量。

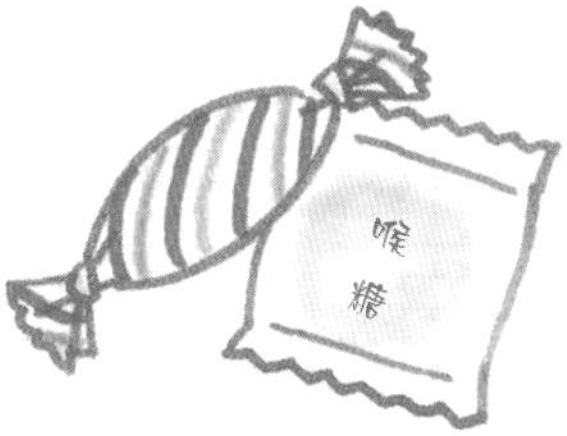

噁心、嘔吐、胃不舒服

SSRI 和 SNRI 容易引起消化器官的症狀，從服藥後就出現，約一個星期後消失，這是很常見的副作用。如果症狀一直沒改善，並影響到日常生活的話，請跟醫師商量。

視力模糊

一旦視力模糊，看東西就很吃力。這是暫時性的，大約一個星期就會好轉。

眼花時，要避免開車，以及需用眼力的細膩工作、電腦作業等。

便 祕

雖說必須充分攝取含有豐富食物纖維的蔬菜、海藻和牛奶，但對於抗憂鬱劑的副作用引起的便祕，上面的方法似乎不大有效果。持續多日便祕恐怕會引起腸阻塞等，請跟醫師商量。

嗜 睡

想睡覺是全身緊張和疲勞感即將緩和時可見的現象，與其說是副作用，不如說是出現藥效的證據。

若白天老是想睡覺，或不吃飯一直睡覺，請跟醫師商量。

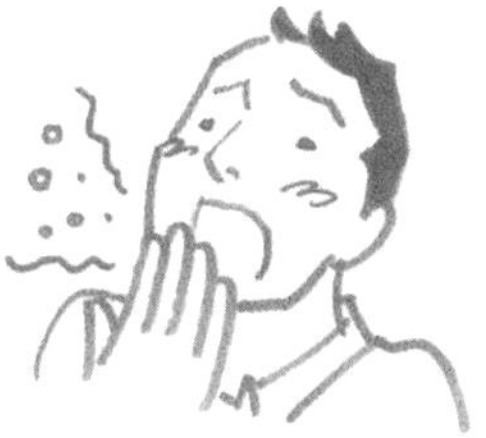

突然站起時會頭暈

如果站起時頭會發暈，就立刻蹲下去，好了之後，再慢慢站起來。

突然坐起來或站起來時容易引發頭暈，要經常注意放慢行動。

由於站起時，頭暈嚴重的話，會導致跌倒，非常危險，因此看情況而定，有時需要更換藥劑的種類。

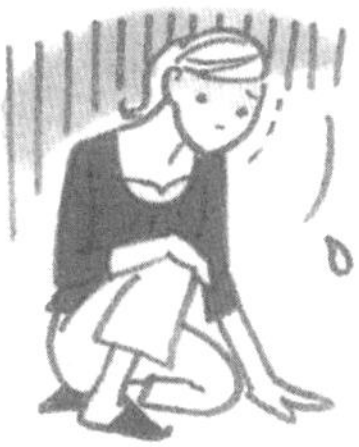

如果是口渴、嗜睡、視力模糊等副作用，在自己還可以應付的程度時，用不著擔心，就持續服藥吧。

但嚴重時要和醫師商量，讓醫師決定是不是要持續這樣服藥。

如果排尿困難、嚴重便祕等，則是不可忍耐的副作用，要立刻告訴醫師並聽從指示。

抗憂鬱劑的調配處方

抗憂鬱劑的服用法，是先從少量開始，慢慢增加用量之後，持續服用固定的量，一旦復原就慢慢減量。

重視安全性和有效性的選藥法

調配抗憂鬱劑時，醫師會選擇副作用少，而且改善效果高的藥，讓患者持續服用一段時間。

依據患者的年齡及有無併發症，有些藥劑並不適於服用，因此，在醫師開藥前，要先告知過去的服藥履歷、病史等。

先從少量開始服用，再慢慢增加到最大量

抗憂鬱劑的服用，是先從少量開始，然後邊看狀況邊增量，直到接近最大量（必要量）爲止。而到達最大量之後，就暫時維持這個量，要是症狀改善了，就逐漸減量，最後則停止服用。

即使服藥中途出現副作用，只要在可忍耐的程度下，還是要逐漸增量。

不過，若出現排尿困難、便祕等嚴重的副作用，就要採取如：換藥、減少用量、調配緩和副作用的藥等措施。

持續服用「必要量」「一段時間」很重要

患者也許會認爲「一旦出現藥效，就不用再使用最大量」。

但是，抗憂鬱劑一點一點少量服用很難得到效果，無法期待完全回復。在標準的抗憂鬱治療上，規定的「最大量」，是爲了得到最大效果的「必要量」。

另外，有關服藥期間的問題，患者常以爲「症狀消除後就可以停藥」，但即使憂鬱症狀消除，腦內的神經傳導物質的功能也還沒有恢復正常。如果就此停藥，症狀恐怕會復發，因此必須一邊慢慢減少藥量，一邊持續服用半年以上。

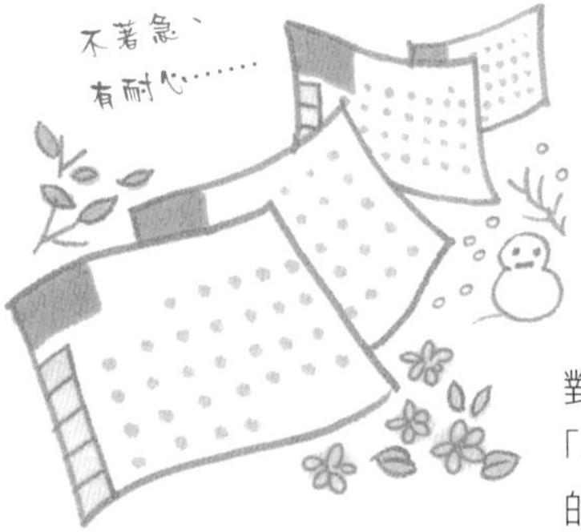

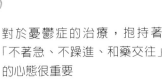

對於憂鬱症的治療，抱持著「不著急、不躁進、和藥交往」的心態很重要

一般服藥時間表

開始服藥

急性期（時間約有6～12週）

先將 SSRI 或 SNRI ，從少量開始服用。該藥量持續服用約一星期後，如果沒有重大副作用就慢慢增量，並從服藥開始到兩個月間，增加到最大量。在每次回診增加藥量之下，幾乎所有患者的憂鬱症狀都會日趨穩定

每1至2週回診一次

即使增量也沒有效果時，就要改用其他的 SSRI 或三環類、四環類抗憂鬱劑

持續期（時間約有4～9個月）

即使症狀穩定，還是處於須靠藥物維持的階段，並沒有完全復原。如果就此停藥的話，症狀恐怕會惡化，所以仍要持續服用最大量 4 至 9 個月

每2週至1個月回診一次

身體狀況好轉之後，就不用常去醫院，但必須遵從醫師的指示持續服藥

減量期（時間約有3～6個月）

如果症狀改善，也調整好能過一般日常生活的話，就逐漸減少藥量

一個月回診一次

爲了預防復發，少量服用的同時，也要注意輕鬆度日，不宜讓壓力上身

從服藥開始到停藥的期間，一般約一年，但也有些患者需要更長的時間

停止服藥

抗憂鬱劑之外的主要用藥

治療憂鬱症時，在配合患者的症狀下，有時也會使用補助性的安眠藥、抗焦慮劑等的精神科用藥。

治療初期與抗憂鬱劑併用

憂鬱症的藥物療法雖以抗憂鬱劑為主，但抗憂鬱劑要顯現效果，最快也要一星期。因此，為了盡早消除失眠、不安、焦慮等症狀，有時會併用如：安眠藥、抗焦慮劑、情緒穩定劑等。（**審定註：「情緒穩定劑」（mood stabilizers）是指鋰鹽（lithium）或 valproate（商品名「帝拔癲」[depakine]）為針對雙極性疾患治療之藥。**）

另外，抗憂鬱劑無效或有自殺的危險性時，也會併用其他藥物。

但是，這些藥對憂鬱症本身並不具治癒力，和抗憂鬱劑併用並不是很好。因此，醫師會慎重考慮患者的年齡、症狀、依賴性以及過去的服藥病史（服藥的反應記錄）等，除非必要性相當高，才會開藥。

若有持續失眠時，可使用安眠藥

幾乎所有的憂鬱症患者都會抱怨有睡眠障礙。如果經常失眠和身心格外疲勞，也會阻礙治療。

抗憂鬱劑的誘眠效果不充分時，在治療初期，有時會併用安眠藥。

安眠藥依作用時間的不同，有以下幾類，可根據失眠類型分別使用。

★超短效型（入眠障礙）
★短效型（入眠障礙、中途醒來）
★中效型（中途醒來、過早醒來）
★長效型（中途醒來、過早醒來）

不過這些安眠藥有時會出現身體搖晃、暈眩、疲倦等副作用。

POINT

症狀輕微時也可併用中藥

中藥可提高人體本身具有的自然治癒力，調節身心平衡。

由於它的目的在活化自然的治癒力，因此對有嚴重精神症狀的人，通常不大能期待效果。

對於生理症狀比精神症狀明顯的人、憂鬱症狀較輕的人、抗憂鬱劑引發強烈副作用的人、年紀大且身體機能低落的人等，有時也會進行中藥療法。

過度不安或焦慮時就使用抗焦慮劑

一般使用的抗焦慮劑（苯重氮基鹽[benzodiazepine]類）是爲了減輕不安或焦慮感，且對鬆弛肌肉緊張也有效果。相較於抗憂鬱劑，由於它具有即效性，所以對有極度不安或焦慮感的患者而言，有時就做爲對症療法使用。

抗焦慮劑有藥效快、副作用少的優點，但有不安症狀的患者，可能會產生依賴抗焦慮劑的傾向，例如感到不對勁就想立刻服藥等。因此，醫師常使用不容易造成依賴的長效型，而短效型則使用於發生不安的狀態時。

對於難治的憂鬱症，有時也會使用情緒穩定劑

情緒穩定劑通常用於雙極性障礙的治療。

在抗憂鬱劑無法得到充分效果時，可追加使用情緒穩定劑。

情緒穩定劑中，最常使用的是「鋰鹽」（lithium，如碳酸鋰）。

鋰鹽的副作用雖然較少，但血中的鋰鹽濃度過高時，會引起說話語無倫次、步行障礙等中毒症狀，因此，服藥中必須定期做血液檢查。

服藥時應該注意的事項

- 忘記服藥時，在想到時就立刻服用。不過，不可以把下次的份量一起服用。
- 藥物在人體內必須維持一定的血中濃度，才會出現效果。因此，請依規定的用法、用量，遵照指示服用。
- 抗憂鬱劑、安眠藥、抗焦慮劑等，和酒一起服用的話，藥效會過強，使人陷入意識障礙（意識模糊狀態）等危險狀態，因此服藥中不可喝酒。
- 安眠藥在睡前服用。服用後還不睡的話，有時會造成記憶障礙，因此盡可能提早上床。
- 副作用會比藥效提早出現，用不著擔心，可持續服用。但出現無法忍受的副作用時，請立刻和醫師商量。

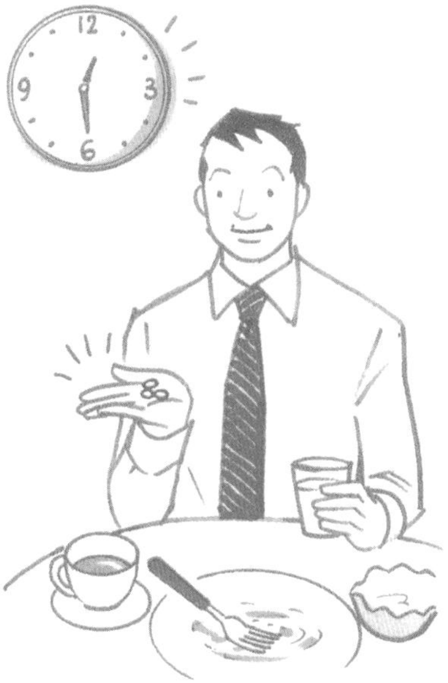

用心理治療解決問題

採取與藥物療法並行的心理治療，學習應付壓力的方法。在此介紹一般的支持性療法，及最近頗受矚目的認知行為治療（cognitive behavioral therapy, CBT）。

支持患者心靈的支持性心理治療 (supportive psychotherapy)

在精神科實施的一般精神療法，就稱爲「支持性心理治療」。這是從醫師傾聽患者訴說身心的痛苦及所處的狀況開始。

患者因爲生病而失去自我存在的價值感，或陷入孤獨中，而醫師的任務，就是穩定患者不安的情緒，幫助患者尋找解決的方法。

也就是說，始終以「支持患者」爲原則，不只不批判患者的想法，或介入患者的人格、生長環境等，還反過來給予鼓勵、不去做「這樣比較好」的結論。也許你會覺得這種做法「不夠完善」，但對於心理疾病，這種心理支持，在心理治療上深具意義。

同時，醫師要向患者說明整個病程，並保證一定會好。這樣做，患者就會放輕鬆，安心地接受治療。

支持性心理治療就是根據下一頁的「治療七原則」進行。

患者在治療過程中，經常會發現自己身心的變化而更加不安。這個時候，醫師就要包容患者的情緒，引導患者把心情穩定下來。

POINT

藥物療法和心理治療就像車子左右兩邊的輪子，缺一不可

憂鬱症是容易累積壓力的性格和社會因素等，複雜地纏繞在一起而引發的。

即使透過藥物，使腦內的神經傳導物質的功能恢復正常，並治癒憂鬱症狀，但沒有解決致病的心理問題，還是會再度發作的。為了避免發生這種狀況，必要的做法就是針對患者的心理層面施以心理治療。

在憂鬱症的治療上，藥物療法和心理治療就像車子左右兩邊的輪子，缺一不可，只治療其中一個方面，並不能達到治療目的。

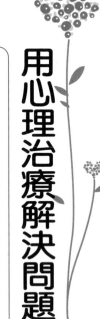

治療的 7 原則（醫師醫治時的原則）

醫師對患者的情緒能夠感同身受（同理心），給予心理支持和鼓勵

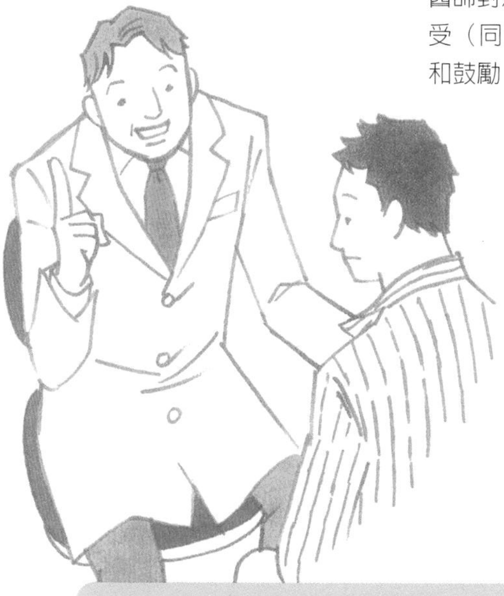

1 即使症狀減輕，也必須持續治療

2 可能的話，盡早休養會比較快復原

3 這是可以治癒的病，以及可以預測復原的時間

4 治療中不可以有自我傷害的行為（如自殺等）

5 治療中，不做重大決定（如辭職、離婚、不動產買賣等）

6 了解治療過程中，症狀會時好時壞，對治療不可要求完美，或心灰意冷想放棄

7 說明有關服藥的重要性及容易引起的副作用

接受心理治療時，患者好像解決了問題，精神很穩定。但是，治療過程中，有時會再度受到不安侵襲。因此，直到能自我控制不安之前為止，還是要反覆進行心理治療

心理治療不同於心理諮商

心理治療，是治療方法之一，對象是有任何疾病的患者。心理治療有各式各樣的方法，由醫師或臨床心理師遵循各種理論及手法，從旁協助患者。

另一方面，心理諮商的對象並非只有患者。心理諮商師會花很長時間去傾聽有煩惱的人訴苦，然後在給予建議的同時，也會與諮詢者一起尋求解決之道，但不開藥。（審定註：與日本不同，在台灣的醫療情境中出現的為「臨床心理師」，「心理諮商師」很少出現。）

醫師幾乎不可能花很長時間在個別的患者身上。如果需要心理諮商的話，可和主治醫師商量，請他介紹專家。

擅自接受心理諮商會使治療混亂，請務必事先告訴主治醫師。

修正思考模式的認知行為治療

一旦得了憂鬱症，就會持悲觀、負面的想法，做出脫離現實的判斷。這種非現實的思考模式就稱為「認知偏差」（請參考第45頁）。

認知行為治療是基於這樣的觀點：「憂鬱情緒、不安等的精神症狀，是因為認知偏差引起的，因此只要修正偏差想法，就能改善憂鬱症。」

認知行為治療這樣進行

認知行為治療也和支持性心理治療一樣，可透過患者與醫師／臨床心理師的交談來進行。一次交談的時間和療程次數，因患者的不同而有所差異，但大致依下列的計畫表進行。

●第一階段

引導患者弄清楚認知的偏差如何影響自己的情緒和行為。

※憂鬱症特有的思考模式※

獨斷式推論（arbitrary inference）

沒有確實的根據，卻做出悲觀的結論。例如在醫院，醫師只是嘆了一口氣，就認定醫師說自己得了不治之病！或相識的人沒打招呼，就胡亂認定別人在迴避我。

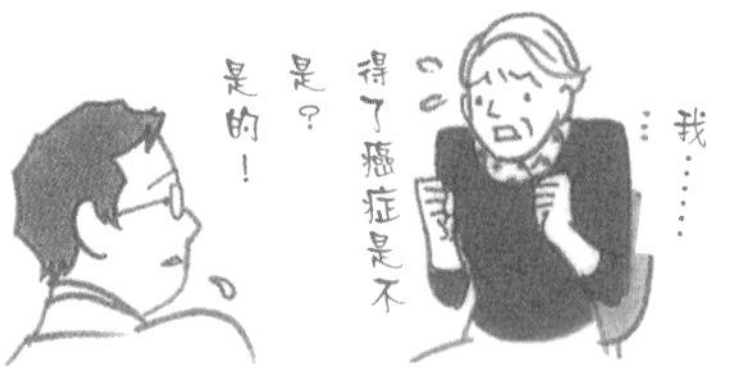
得了癌症是不是？
是的！
我……

選擇性摘要（selective abstraction）

若有自己不合意的事，就會一直在意那件事，不會往好的事去看。例如廚房的水管不通，就往負面想：「房子會不會倒塌？」而飽嘗不必要的痛苦。

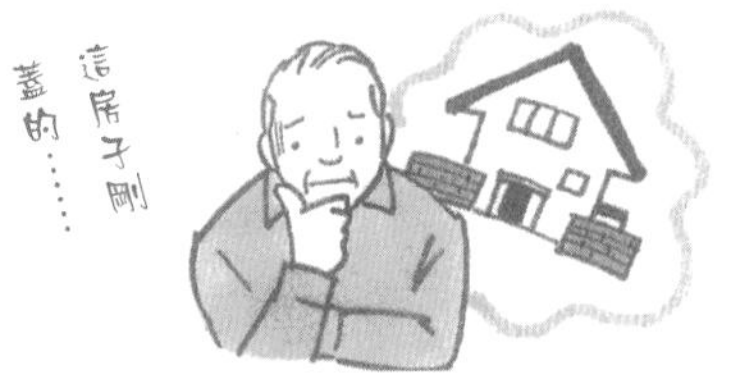
這房子剛蓋的……

極端化思考（polarized thinking）

對事情的看法極端化，例如全有或全無、成功或失敗、贏或輸，沒有中間的評價。認為若沒有一百分，就和八十分或零分一樣。

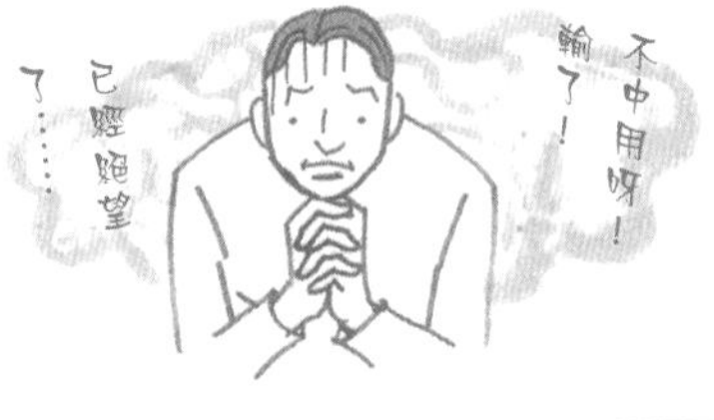
不中用呀！
輸了！
已經絕望了……

誇大與貶低（magnification and minimization）

小看自己的成功或喜事，認為「那沒什麼啦。」並且很快就忘了。反之，對於失敗或不喜歡的事，就誇大地認為「那可是很嚴重的呀！」而永遠陷入憂慮中。由於自我評價相當低，所以對自己很不滿意。

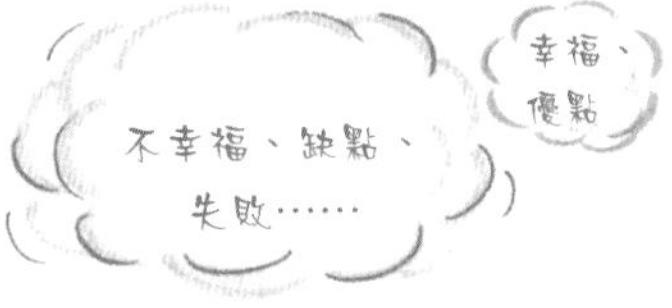
不幸福、缺點、失敗……
幸福、優點

●第二階段

引導患者檢討。例如，自己的看法、想法從現實觀點來看是否妥當；自己的想法可以經由怎樣的事實獲得證明等。

●第三階段

幫助患者察覺自己特有的思考模式，摒除過去悲觀、負面的想法，以更寬廣的視野掌握事情並能據實判斷。

●第四階段

幫助患者不斷檢查自己容易陷入的思考模式，當發生問題時，不會悲觀而能順利解決。

不過在日本，由於認知行爲治療的專家很少，距離得到成果還需要一段時間，健保不給付等因素，實際用於醫療上的並不多。如果患者期待這種療法，可跟主治醫師商量，請求介紹適當的醫療機關。（審定註：台灣的健保有給付；而認知行爲治療的專家人力尚可；若期待這種療法，可請求轉介。）

情緒性理由

就是以自己的情緒為基準來判斷事情的思考模式。例如，被託付新工作而感到不安時，不但不能認為「因為沒有經驗，所以沒信心是理所當然」，還反倒沒做之前就認定「我這麼不安，一定會失敗。」

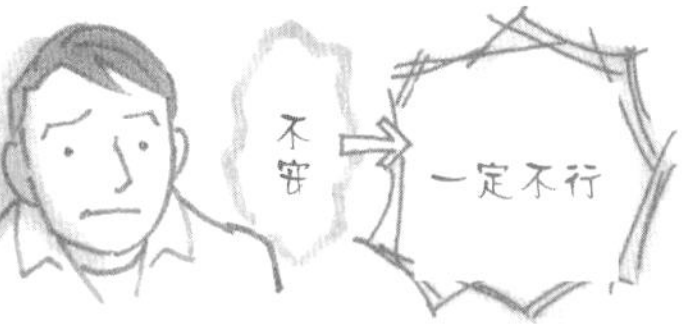

過度類化（overgeneralization）

發生一件不好的事情時，就把它「類化」，認為以後也會發生同樣的狀況。例如，工作一度失敗，就認為「我不管做什麼都會失敗」，或被對方稍微指責一下，就認定「自己經常讓對方生氣」。

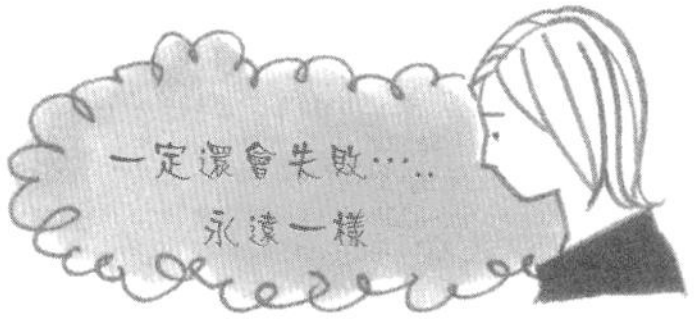
一定還會失敗……
永遠一樣

以偏概全

一如「對工作應該全力以赴」、「不應該將憤怒表現於外」，將自己的想法設限。給自己沒有必要的壓力，因此不遂順時就自我嫌惡，結果反而有損幹勁。

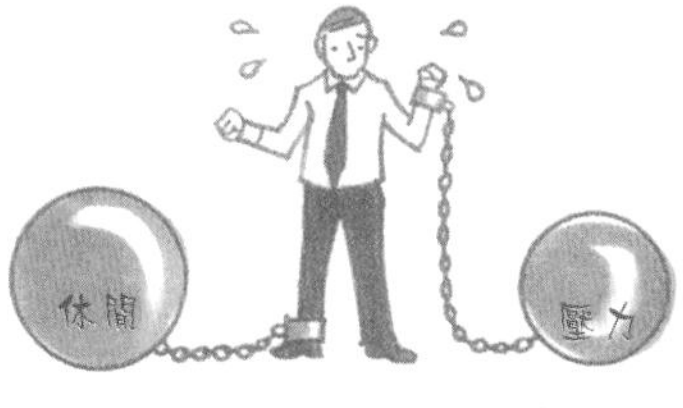
休閒
壓力

把責任歸咎於自己

結果不理想時，雖然不是自己的過失，卻認為完全是自己的責任。例如對方因身體不適而顯露不悅的臉色時，卻認為是自己所致，「都是我做了破壞別人心情的事」，而懷有罪惡感。

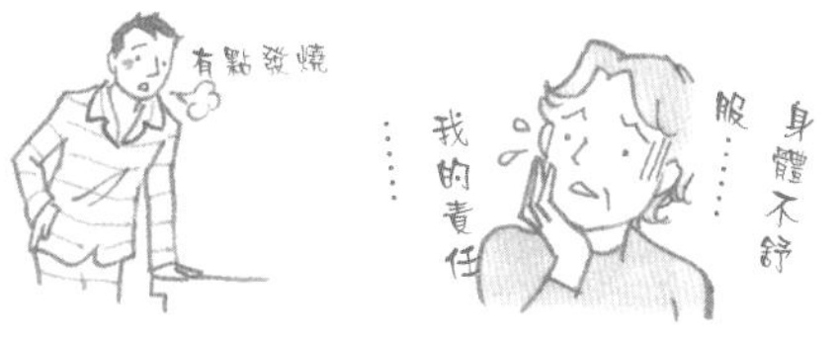
有點發燒
我的責任
身體不舒服

藥物無效時的治療法

藥物治療無效或有併發症，而沒有其他合適藥物治療的患者，有時就會使用特殊的治療法。

效果和安全性高的電痙攣療法

大部分的患者都可以透過藥物療法和心理治療改善症狀，但有一部分的患者，藥物對他不大有效。另外，也有些人因爲心臟病等的併發症或對藥物過敏，而不能使用抗憂鬱劑。

對於這種患者，有的就使用電流刺激大腦來治療。也就是一種在頭部放置電極，將電流通過大腦，使神經細胞的運作活化的方法。這種治療法稱之爲「電痙攣療法」（ECT）。

說到電痙攣，也許會給人危險的印象，但它的安全性和即效性是受到肯定的，在全世界都被廣泛使用。

和往昔不同，現在的電療法已經改採全身麻醉的「無痙攣法」，在進行時並不會造成肌肉痙攣。它完全是無痛的，通電時也沒有觸電感。

至於副作用，雖然會導致記憶模糊引起「健忘」，但一個月內就會消除。

這種療法，對於自殺危機性高、身體不能活動的精神運動性遲滯強烈、嚴重精神衰落的患者也適用。

刺激前額葉的經顱磁刺激療法

刺激前額葉的「經顱磁刺激療法」和電痙攣療法相似，但使用的是讓電流產生磁力，讓磁力進入腦內。

由於電流不是直接進入腦內，所以安全性更高，也不用麻醉，而且門診病人也可接受治療。

這種療法目前在日本的

電痙攣療法4步驟

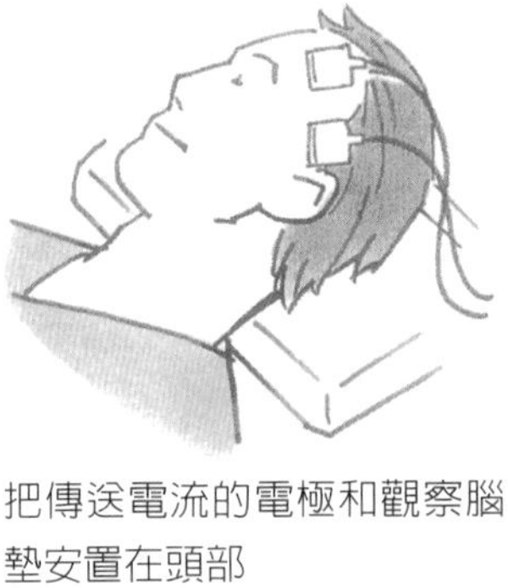

1 把傳送電流的電極和觀察腦功能的襯墊安置在頭部

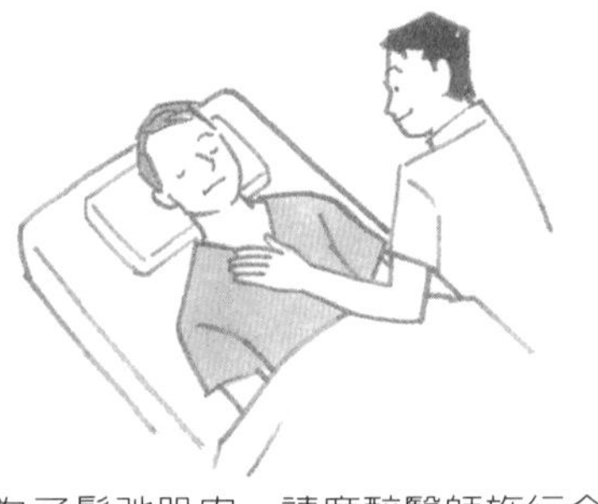

2 爲了鬆弛肌肉，請麻醉醫師施行全身麻醉

部分醫療機關有實施，雖然效果還在評估中，但被視爲「下一代的療法」，我們期待有更進一步的研究。（審定註：在台灣，僅少部分的醫療機關實施於研究用途。）

照射強烈人工光線的高照度光療法

憂鬱症的患者當中，也有所謂的「季節型情緒疾患」，就是從白天變短的晚秋到冬天症狀加重，而從白天變長的春天到夏天，症狀逐漸減輕。

對這類型的患者，採用「高照度光療法」就很有效。一天只要曬約 3000 lx（一般的室內照明度是 300 至 350 lx）的光一小時，就能改善憂鬱情緒，及想睡覺等症狀。

除了季節型情緒疾患之外，對早上心情惡劣而傍晚就轉好的人也有效。

將放出磁力的儀器（刺激線圈）放在頭部，磁力會通過頭蓋骨刺激前額葉。它不像電痙攣療法那樣具有即效性，必須持續進行數天

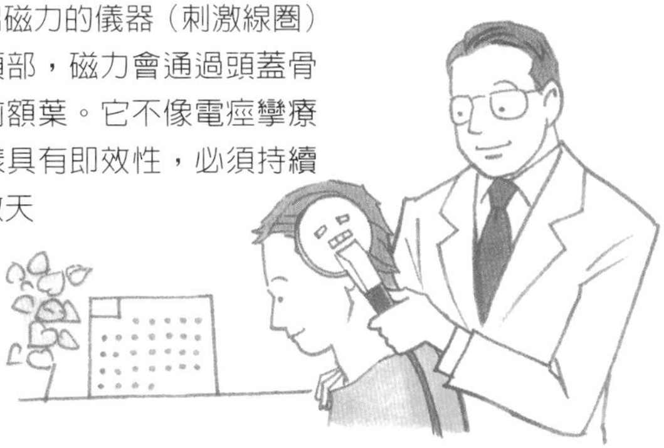

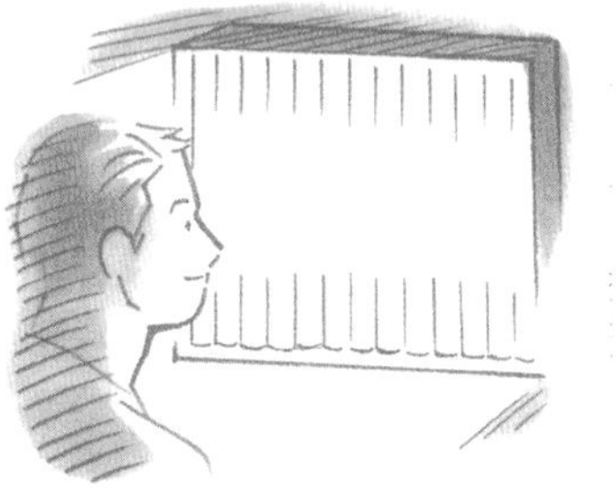

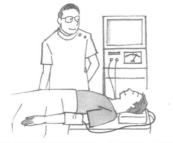

每天同一時間坐在光照射器前照射光線，必須持續一段時間

3 醫師打開通電器開關。通常是 105 至 110 伏特的電流

電痙攣療法，一般是一天做一次，一個療程是 5 至 10 次

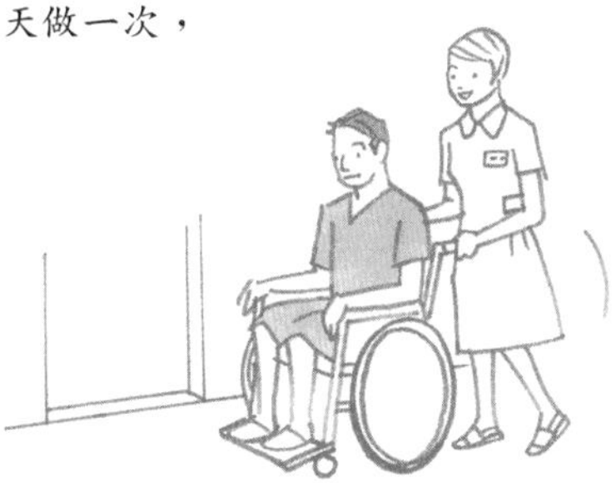

4 做完了，意識完全恢復之後，就回到自己的病房

也有需住院治療的案例

憂鬱症的治療一般都在門診進行，但有些狀況必須住院治療。

建議住院時，要注意不增加患者的不安

一般總以爲只有重症的狀況才適合住院治療，但並非如此。如下一頁所示，像在家中不能充分休息、身旁沒有精神支持的人時，最好就住院治療。

患者本人希望住院時另當別論，但家人或身邊的人催促患者住院時，言行要謹慎，不要給本來就有強烈不安感的患者加重不安。

比方說，可以用若無其事地的口氣這樣說：「住院的話，醫師和工作人員就在身邊，發生什麼事時就放心了。」

如果患者看診的醫院沒有住院設備的話，只要和主治醫師商量，請他介紹其他醫院就行。

也有不適合住院的案例

精神科的病房也住有許多憂鬱症以外的病患。

有些人和治療方針及治療內容不一樣的患者住在同一個地方，會覺得有精神負擔。另外，精神科因爲有封閉病房，有些人置身在那種環境中反而會感到沮喪。

因此必須考慮患者病情的嚴重程度、自殺的危險性、家庭狀況等，並與醫師商量，再判斷是否應該住院。

POINT

住院治療的優點

- 能從工作或家庭問題中解脫，專心治療和休養。
- 與醫師的接觸增加，就容易建立信賴關係。
- 能受到細膩的照顧，例如服藥出現副作用時，可以馬上請醫師改變用量或種類。另外，也可避免忘記吃藥。
- 若和同是憂鬱症的患者住在一起，既可溝通，又可互相支持。

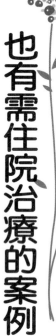

☼這種情況最好住院☼

在家中無法充分休養

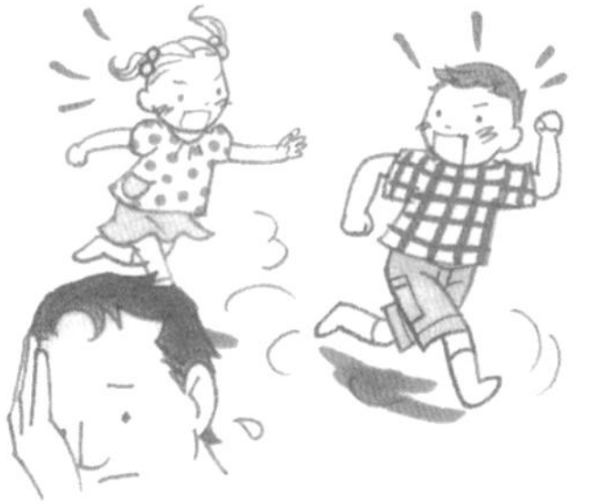

在治療憂鬱症這方面，休養是不可或缺的。但是，即使請假，家中若有幼兒要照顧，或有無法充分了解憂鬱症病情的老人家，而無法休息時，就必須下決心住院，暫時離開家人，專心休養和治療。

自殺危險性高時

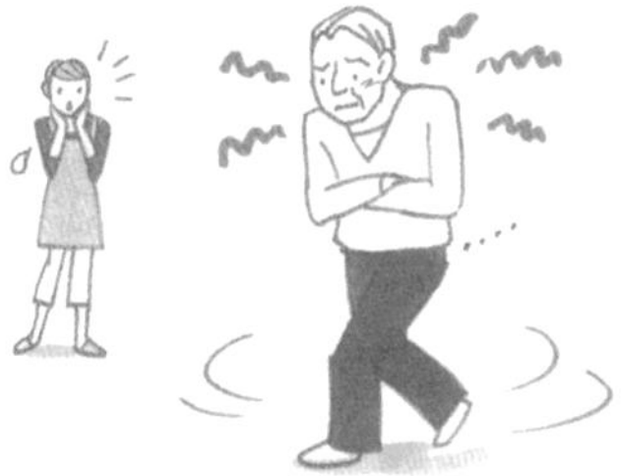

感到患者比平日更加心神不定、有強烈不安時，就可認為患者的自殺念頭正在增強。家人如果覺得有必要阻止，就讓患者住院吧！

另外，合乎第 49 頁提到的「自殺高危險群」的人，在醫療人員容易注意到的環境中持續治療是最理想的。

症狀嚴重時、有併發症時

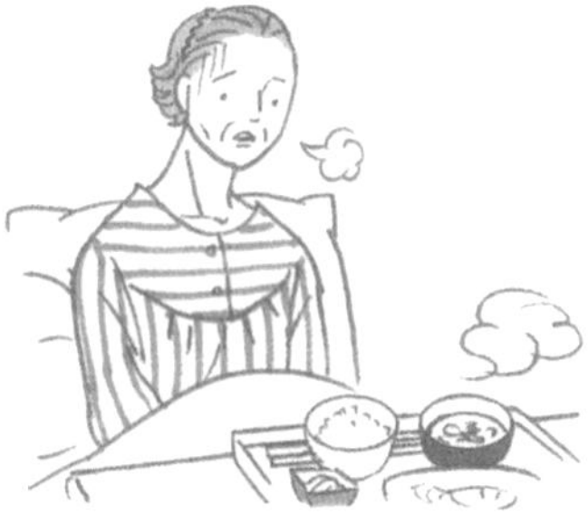

陷入嚴重憂鬱症狀時，例如不吃飯、身體很衰弱、焦慮不安無法平靜下來等，就必須住院。

因為心臟病或肝病等併發症，而使可用的處方藥受到限制，或必須對副作用採取對應措施的患者，住院時也要跟著調整藥劑。

得不到家人支持時

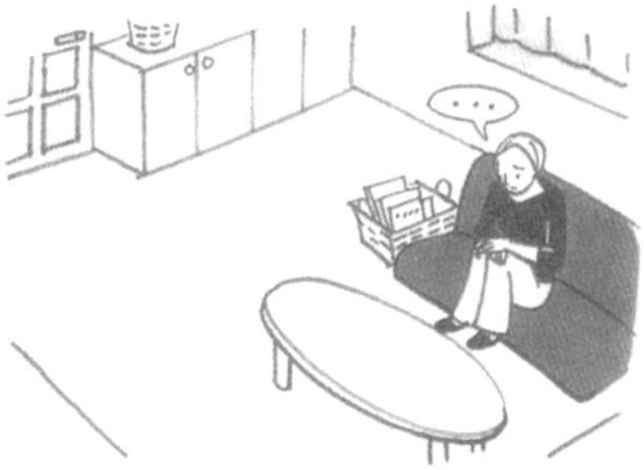

單身或和家人分離一個人生活的人，不安加遽時卻得不到任何人支持，會使病情惡化。

因此，不管憂鬱症的程度如何，若是有這種情況，主治醫師常會建議住院。而有些醫院有類似職場的設備，不妨加以利用。

復原的路程因人而異

持續使用前面介紹的治療法之後，約有八成的患者會復原。但是，走往復原的路程並非固定的，它有個別差異。

大部分患者從治療開始後的大約四至六個月「病情減輕」

通常，憂鬱症患者到醫院求診，開始透過藥物治療和心理治療治療後，在一至二週或最遲數週內，症狀會有顯著改善。

而且，在大約四至六個月內，有六至七成患者會實際感受到「不安或焦慮等精神症狀消失了」、「有了幹勁」。像這種感到症狀消失、病好像好了的狀況，在醫學上就稱爲「病情減輕」。

「病情減輕」，就表示患者正逐漸從症狀中解脫，藥相當有效，但這並不是「已經復原了」。

平均約一年可「復原」

病情減輕後，即使症狀沒有復發、持續安定的狀態，心理治療和服藥也都要持續進行。

所謂復原，就是指憂鬱症治癒後，恢復到能夠做家事和工作的狀態。患者到達復原的階段，從平均來看，從治療開始大約是一年。

很多人以爲「復原」就是「治療的目標」，但並非如此。在復原的階段，如果停止服藥和心理治療的話，復發的危險性會提高。

憂鬱症是容易復發的疾病，如果復發就必須重新從頭開始治療，因此即使復原，服藥和心理治療也要持續進行約半年，努力預防復發。

POINT

復原時間有個別差異

對憂鬱症患者及其家人來說，最想知道的事，大概是多久可以治癒吧！

但是，這是沒有明確答案的。

憂鬱症是沒有辦法診斷「多久就可以痊癒」的，因為有些患者復原時間很長，有些患者很短。

在此，介紹一般憂鬱症復原的模式，但要了解，並非所有患者經歷的過程都一樣。請參考下一頁的圖表。

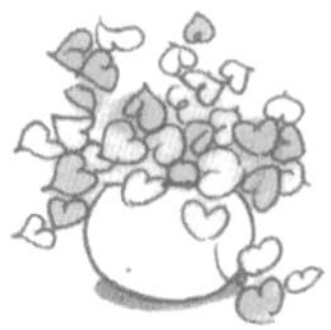

憂鬱症復原的模式

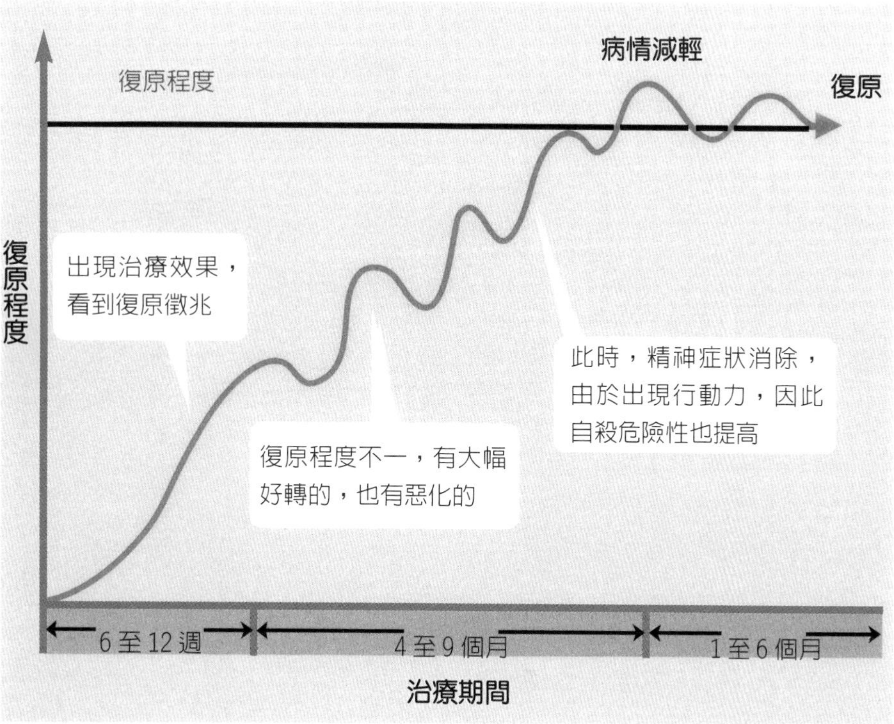

反覆一進一退，慢慢復原

憂鬱症的復原過程，有一段時間會覺得身體狀況很好，但之後好像又回到原點，身體狀況又變差了。

這種倒退現象，會隨著病情的減輕開始出現，而且在復原期更會常出現。

就患者而言，由於在即將復原時症狀又回復，往往會不安地以爲「是不是惡化了？」或覺得「一輩子都治不好」而產生焦慮。但是，憂鬱症的復原過程，儘管反覆一進一退，但整體是向上的。

因此，即使來到心情沮喪期，也要輕鬆以對，「反正就是這樣嘛！」別急著要達到復原目標，持續治療吧！

專欄

治療中應注意的事項

不要急著想趕快治癒

憂鬱症從開始治療起，大約 1 至 3 個月左右，急性期（嚴重狀態）的症狀會消除，患者本身也會有「完全好了」的印象。但是那並不表示「已經復原」了，距離真正的復原還需要很長的時間。

而且在治癒之前，症狀會時好時壞，患者的心情也容易因此而起伏不定。

畢竟，任何患者都「希望趕快治好」，所以一旦有任何狀況使症狀復發時，就會認為「距離復原的目標還很遠」而陷入不安。

但是，只要確實服藥和持續回診，就不用擔心。

絕對不可以自殺！

患者之所以考慮自殺，是因為憂鬱症的關係，並不是患者的本意。

「想去死」的念頭掠過大腦時，請回想一下家人和朋友。對他們來說，你可是無可取代的存在。

如果你採取自殺這種自私的行為，很可能會把家人和朋友推下悲傷的谷底，甚至打亂他們的人生。

一旦治癒憂鬱症，就連你自己也會感到不可思議：「為什麼會想自殺呢？」。

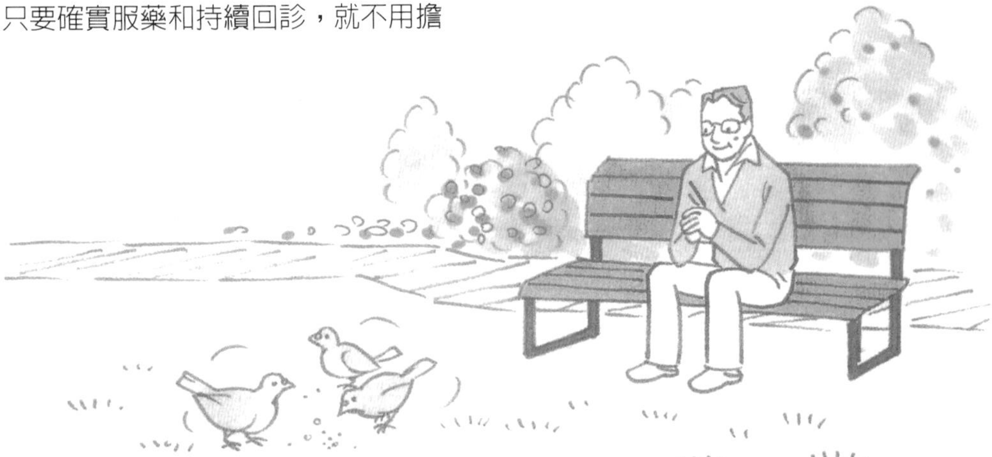

第5章

家人的支持是最好的藥

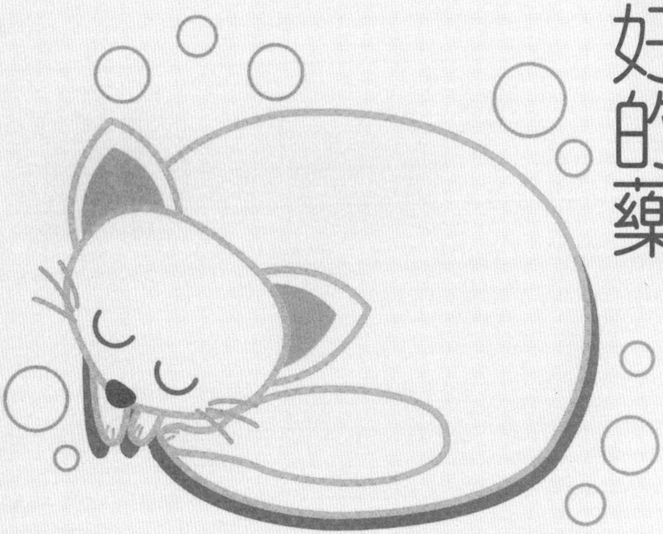

為了早期發現，不可漏看徵兆

憂鬱症初期，有時患者並沒有察覺。家屬如果覺得患者「和平常不一樣」，請建議他接受診斷。

儘早察覺患者的「改變」

幾乎所有的憂鬱症患者，即使自覺到身心不適，也不會說出來。他們被「不能給人看到弱點」、「生病是不可原諒的」這種想法束縛，不敢把痛苦表現出來。

但是每天和患者相處的家人，應該會察覺患者「和平常不一樣」、「好像有點奇怪」。

如果覺得患者好像變得很疲倦、沒有食慾，首先，請問他一句：「還好嗎？」而這聲詢問，也具有傳達這樣的心意：「我有發現你的異常，別一個人獨自痛苦，聊聊吧！」的意義。

若身心不適持續兩週以上，就建議就醫

一旦有如下一頁所列的改變，就可說是有憂鬱症的徵兆。如果是暫時性的，就不用擔心，但是若同樣的狀態持續兩週以上，憂鬱症的可能性就很高，請建議患者接受診斷。

患者當中，有些人會拒絕前往精神科或身心科。這時候，不妨先帶他走一趟常去看病的內科。

如此一來，患者得知身體沒有異常，當醫師又宣告「或許是壓力造成的原因」，患者通常就會下決心去精神科或身心科接受診斷。

MEMO

家人也可以代替患者就醫

如果患者怎麼也不肯就醫，或嚴重到無法言語時，家人代替患者前往精神科與醫師商量，也是個方法。只要對醫師說明患者的狀態，醫師就會告知如何處置才好。另外，這情況可能不適用健保，請事先詢問。

患者對精神科有排斥時，也可利用如公家機關設立的諮詢窗口，或公益的諮商團體等。（參見第 128 頁）

察覺家人有憂鬱症的徵兆

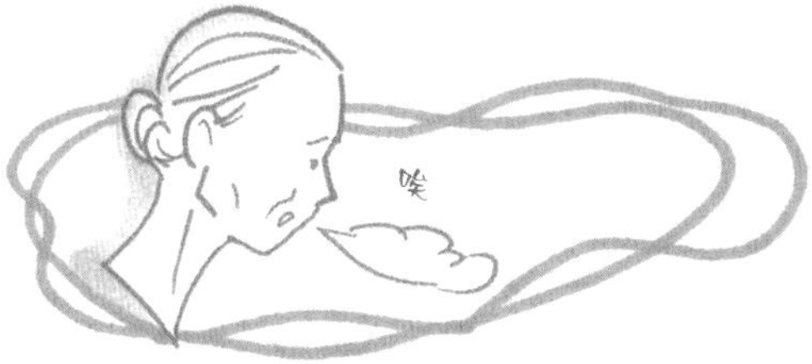

- 沒有食慾、體重減輕
- 嘆氣次數變多

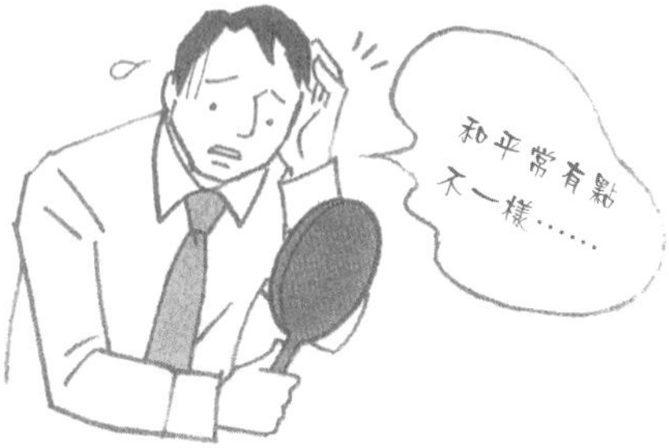

- 變得在乎瑣碎的事
- 靜不下來，到處走來走去

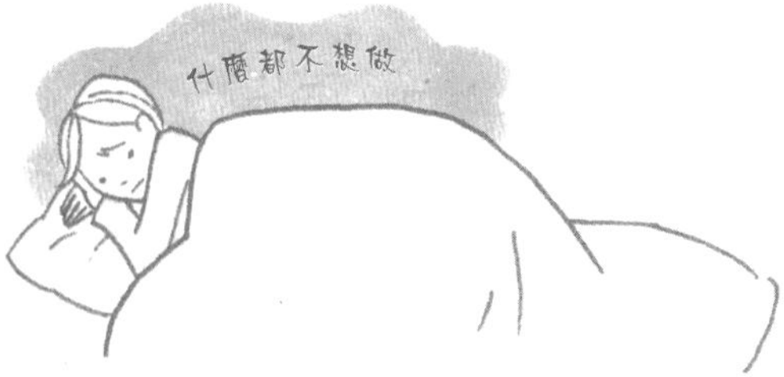

- 不想做家事
- 躺在床上的時間變多

不只在憂鬱症剛發病時，復發時也會出現同樣的改變。家人之中若是有人得了憂鬱症，要儘早察覺，並建議就診

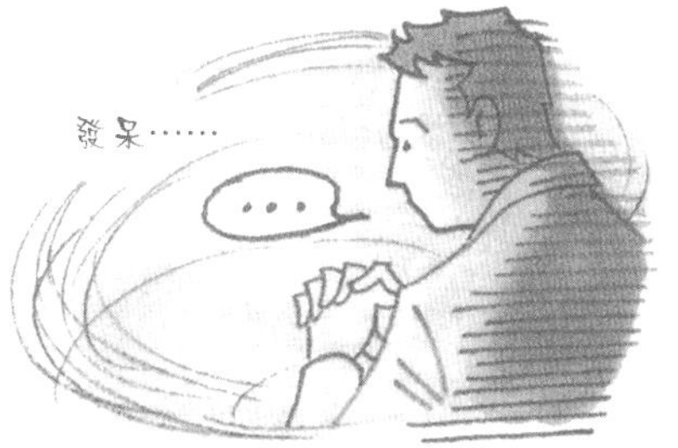

- 夜晚，天黑了房間也不開燈，就呆坐著
- 半夜起床或早上太早起來，似乎常睡不著

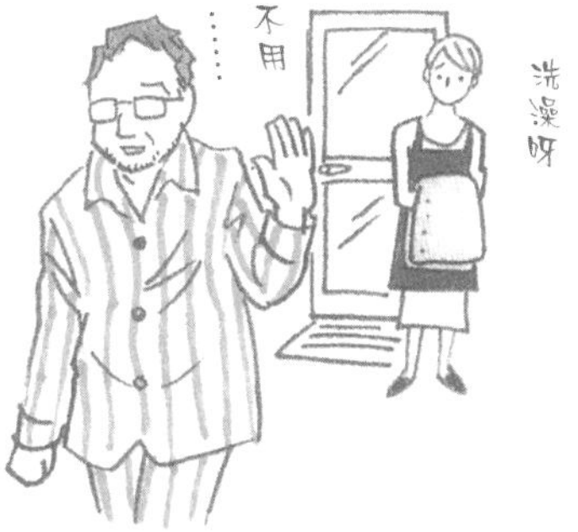

- 穿著變得邋裡邋遢，也不洗澡

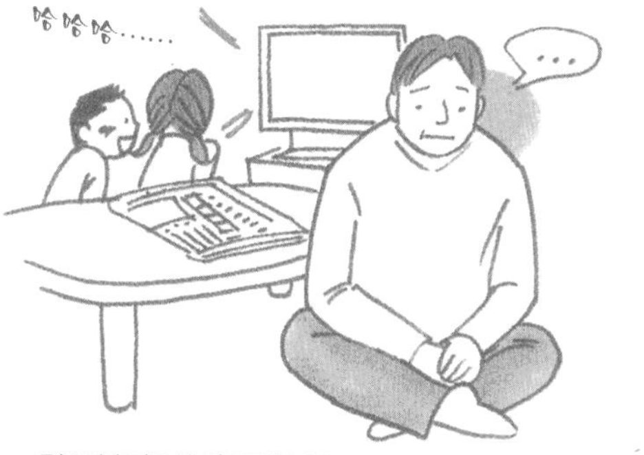

- 聽到有趣的事不笑了
- 變得不看早報

要接受家人罹患憂鬱症這件事

擁有正確的憂鬱症知識，讓患者自覺到生病並給予溫暖的關懷，是家人的任務。

正確了解憂鬱症是什麼病

患者接受診察，一旦被診斷爲憂鬱症時，家人也應進一步了解這種疾病。

家人如果誤以爲「憂鬱症是偷懶病」或「振作起來病就好了」，往往會對消極、無精打采的患者感到不耐煩或冷淡對待。這樣將會造成患者的壓力，使患者病情惡化。

爲了早日克服憂鬱症，重要的是，全體家人都要擁有正確的知識，同心協力幫助患者治療。

讓患者自覺到生病並給予溫暖的支持

患者當中有很多人即使聽到醫師告訴他「憂鬱症」這病名，還是認爲「這並不是病」。此時，家人應該以溫暖的口氣說服患者：「你生病了，接受治療吧！」

同時，請對患者說明服藥的必要性，讓患者了解「只要確實服用醫師所開的藥，就能從痛苦的症狀中解脫，回復原來的自己。」這是家人的重要任務。

另外，由於患者充滿不安和孤獨感，所以應向患者傳達：「不管何時，我們都支持你。不要著急，好好治病！」這種心意也很重要。

患者期望的是：常覺得家人在身邊及溫暖的關懷態度，而非言語的鼓勵

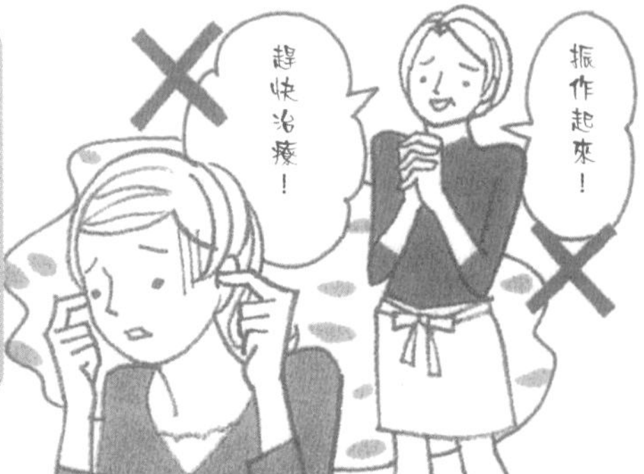

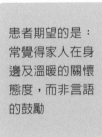

家人應該了解的事

- 憂鬱症必須接受專科醫師治療
- 已確定藥物和心理治療等是有效的治療法
- 患者必須充分休養

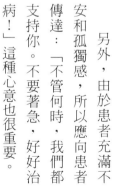

家人應有的心理準備

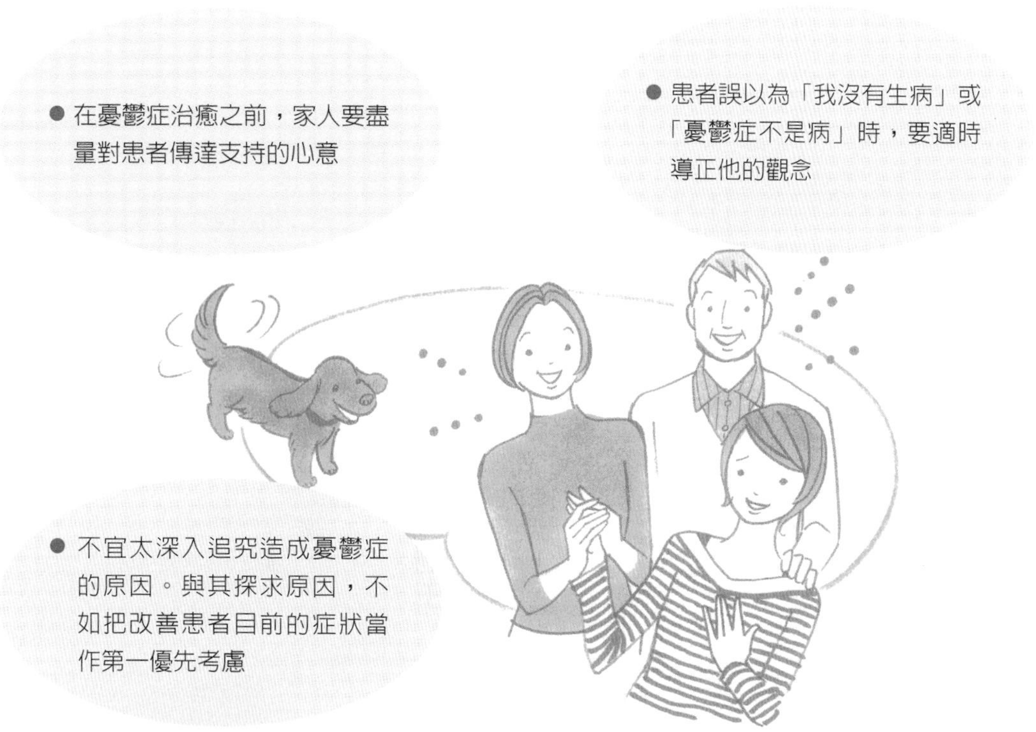
● 在憂鬱症治癒之前，家人要盡量對患者傳達支持的心意
● 患者誤以為「我沒有生病」或「憂鬱症不是病」時，要適時導正他的觀念
● 不宜太深入追究造成憂鬱症的原因。與其探求原因，不如把改善患者目前的症狀當作第一優先考慮

不宜追究造成憂鬱症的原因

憂鬱症患者的家屬，通常都會很想查明患者爲什麼會得到憂鬱症。但是這樣做，很可能會造成反效果。

有時憂鬱症是起因於一個大的壓力，但日常生活中的小壓力層層相疊的狀態長期下來，終於導致憂鬱症的案例也很多。

在持續治療中，患者自己就會知道導致憂鬱症的原因。

請家人不要拿某個特定原因追問患者，例如「那件事使你心情不好是不是？」「那件事給你壓力是不是？」等等。

患者的心理狀態並非處於一般常態，回想各種事情或思考時，都會非常痛苦。家人應盡可能讓患者平靜度日。

在日常生活上給予支持

有時，家人不假思索的說話方式或態度，也會使患者的病情惡化。家人應該注意哪些事呢？我們來看看列舉的重要事項吧！

專心聽患者說話

對待憂鬱症患者，基本上請站在「被動」的立場。

當患者心情低落時就詢問他，例如：「你在煩惱什麼？」「爲什麼心情不好？」「爲什麼嘆氣呢？」等等，然後逐步追問下去。

對於這種詢問，患者也許不會回答，或是因交談而感到痛苦。若有這種情況，就不要再追根究柢了。

患者打破沉默想說話時，家人要仔細傾聽，而且必須要有耐心，那種應對態度對患者來說，是最好的支持。

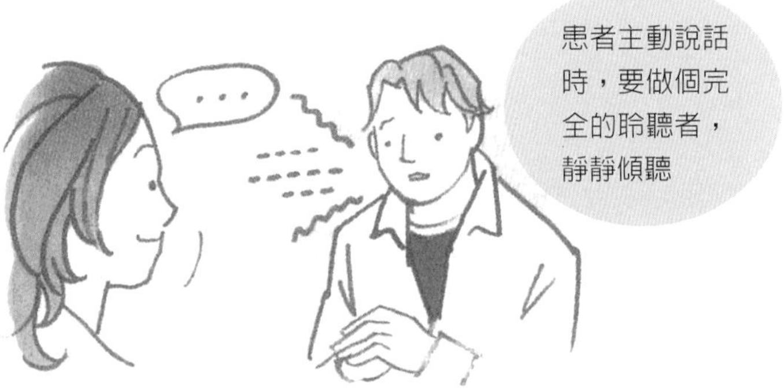
患者主動說話時，要做個完全的聆聽者，靜靜傾聽

不可以說會令患者著急的話

患有憂鬱症時，日常動作會變得遲緩，例如連換衣服都要花相當長的時間。家人要充分了解，這也是憂鬱症的症狀之一，注意不要爲此而催促或叱責患者。

家人如果有需要幫忙的事，可請患者協助。

患者也許會覺得「帶給大家困擾很抱歉」而更加沮喪。此時，家人要說些正面的話，例如：「現在生病沒辦法啦，病好之後，做事自然就俐落了。」

患者會因爲自己不能如願行動而自責，並感到著急。適時給予患者安慰也是家人的任務之一。

說的極端一點，就是家人只要了解患者痛苦的心情，給予患者安心感就足夠了。

制止患者決定大事

儘管患者的決斷力、判斷力都衰退，但還是會企圖決定事情。有時，面對左右人生的大事時，例如辭職、退學、離婚、金錢借貸、不動產買賣等，會很快就決定了。

此時，家人要幫忙踩煞車，溫和地告訴患者：「等憂鬱症好了之後再做決定吧！」

沒有食慾時，不要勉強患者

患者有憂鬱症時食慾會顯著降低，不再想吃自己喜歡的東西。由於體重減輕，家人免不了擔心，可能會忍不住想說：「這樣下去體力會不夠，還是盡量吃一點吧！」

但是勉強患者吃東西，對患者來說可是一大負擔。當患者想吃時，只要準備他吃得下的東西就行了。隨著治療進展，症狀有所改善，食慾就會逐漸湧現。

患者晚上若是睡不著，白天就陪伴他一起活動

患者請假在家療養時，常有睡到中午而晚上睡不著的情形。

生活節奏混亂會影響生理時鐘，光是這一點，就容易造成疲倦。

憂鬱狀態逐漸恢復時，為了調整生活節奏，必須協助患者，白天時盡可能讓他離開床鋪。

另外，在不勉強患者的情況下，為了使他能盡量活動身體，最好安排一些可以和家人一起做簡單運動的時間。

適度的運動有助於晚上入睡，也能使生活節奏穩定下來。

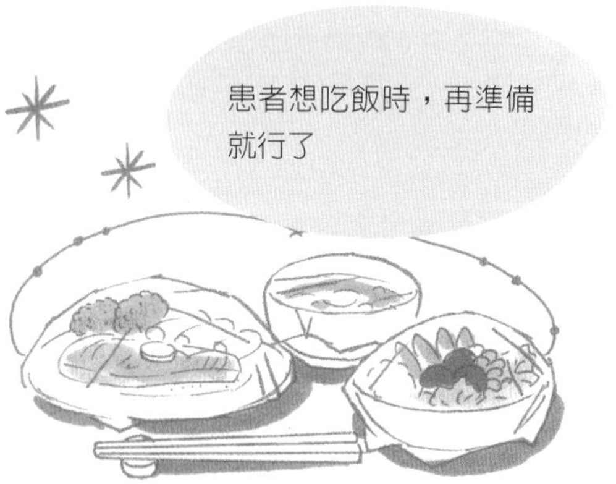
患者想吃飯時，再準備就行了

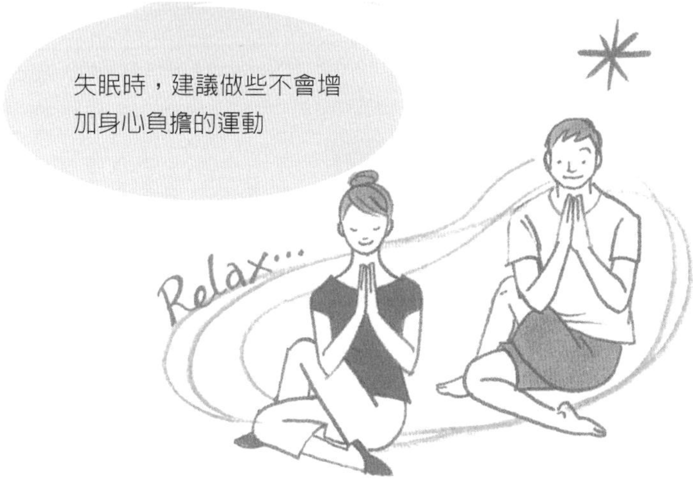
失眠時，建議做些不會增加身心負擔的運動
Relax…

不說鼓勵的話，讓患者放輕鬆

切忌激勵患者，還有忠告或意見也要避免。接受患者痛苦的心情。

鼓勵的話只會將患者逼迫到絕境

周遭的人看到懶洋洋的患者，大概會很想跟他說聲「加油」吧！但是對患者來說，被鼓勵是很痛苦的，恐怕會使病情更加惡化。

因為憂鬱症患者一直都比別人加倍努力，如果不能再努力，心裡會很難過。也就是說，患者心中正著急著：「這樣子是不行的，得趕快想個辦法。」因此若對患者說「加油」，只會使他更加著急，並自我責備。

特別是憂鬱症初期，由於患者有強烈的焦躁不安感，切忌對他說那種話。

不要批評、不要責備

不只不該說鼓勵的話，對於批評、責備之類的言行也要謹慎。

有時，面對睡到中午才起床、整天閒著無事的患者時，大概會感到厭煩吧——「究竟什麼時候才會好呀？」

另外，持續服用抗憂鬱劑時，有時症狀會暫時消除，感覺近似復原。此時家人若是漫不經心地對患者說：「早點康復吧！」可能反而會加重病情，請避免使用催促復原之類的話語，以及表現出傳達那種心意的態度。

和患者交談時，要揣測他的情緒，說些能讓他放輕鬆的話。

對於責備自己得了憂鬱症的患者，重要的是改正他的想法，平靜地告訴他：「別責備自己，要愛惜自己！」

如果使用否定的詞語，像是「不可以那樣認為」，患者會有一種被拋棄的感覺，會更加不安。

而對於擔心不知是否會復原的患者，由於可感受到他「擔心將來的生活」，因此要告訴他：「醫師不是解釋過憂鬱症是可以治好的病嗎？一定會好的，不會有事的！」讓他放心。

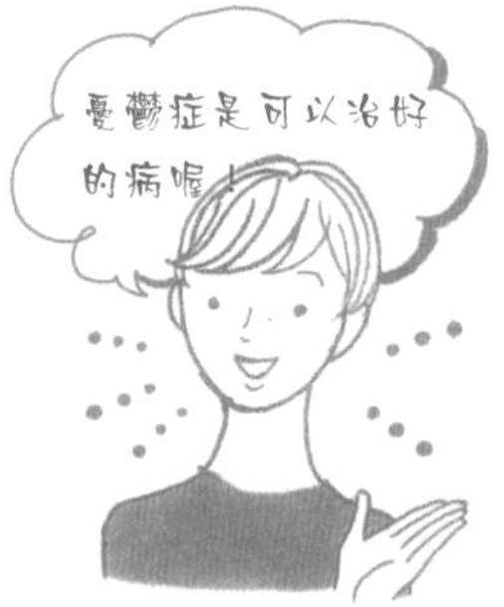

給患者復原的希望很重要

應該說的話

肯定患者的言語

- 辛苦了！
- 很痛苦吧！
- 你可真會忍痛呀！
- 很糟吧！

催促休養的言語

- 不要擔心工作（或家庭），好好休養吧！
- 已經拚命那麼久了，就休養一下吧！

包容患者的言語

- 覺得有什麼不安或煩惱的話，隨時可以說出來喔！
- 想說話時，別客氣！

帶給復原希望的言語

- 一定會好的，不用擔心！
- 不要著急，會慢慢好起來的！

承諾協助的言語

- 我一定會支持你，一直到你病好！
- 我會一直和你站在一起！

不應該說的話

勉勵的言語

- 加油，拿出精神來！
- 這可不像你呀！
- 你這個人很快就會康復的！
- 你不會有問題的！
- 你堅強得很，沒問題的！
- 用精神力量克服它！

催促復原的言語

- 快點好起來吧！
- 什麼時候才會好呢？

責備患者的言語

- 那種事該怎麼處理呢？
- 為什麼連這樣的事都不會做？
- 偷懶是吧？
- 不是只有你一個人會痛苦呀！
- 你不振作起來不行！

助長不安的言語

- 那將來怎麼辦？
- 這樣下去行嗎？
- 我替你的將來擔心啊！

POINT

沒有必要勉強患者心情愉快

患者悶悶不樂時，家人也許會想讓患者快活、心情愉快，但這樣有時會造成反效果。

憂鬱情緒強烈時，看什麼都不會感到快樂的，就連一點聲音也會覺得很吵。

家人的任務並不是去提振患者的心情，而是靜靜地給予包容。

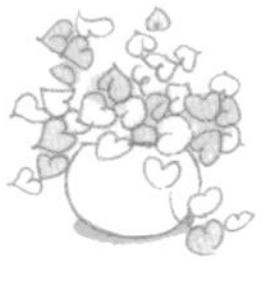

打造能夠充分休息的環境

給患者準備一個無拘無束，可以得到充分休息的環境也很重要。家人要分擔可幫忙的事，減輕患者的負擔。

為了使患者能夠休養，家人也要改變想法

治療憂鬱症不可或缺的就是休養。有關休養的重要性，醫師會向患者充分說明，並說服患者，但其中有些人會擔心：「請長假恐怕會失業，所以不敢休息。」對於這種認為「工作至上」的人，必須將其想法修正為「即使失業，也勝過病情惡化。」

因此，家人也要改變想法。請明確地告訴患者，即使認為「失業就慘了」，也要改變想法，把態度修正為「無論如何治病才是大事，首要之務就是把病治好。」

應辦的事和家事由家人代勞

患者在家休養時，為了讓他能無拘無束地休息，請將環境整理好。

主婦得了憂鬱症時，若是心裡掛念著家事就不能充分休息。如果還有需要照顧的幼兒，那就更不可能了。

丈夫對家事和育兒感到棘手時，可考慮將孩子寄放在父母家。

至於家事，如洗衣和打掃就集中在週末做完，為了免去準備做飯，可增加外食的日子，在可能的範圍內盡量支援太太。不過，家人如果過度勞累，很可能同歸於盡，所以不可勉強行事。

不能在家休養時就考慮住院

即使在家休養，若是孩子在身邊喧鬧、外面傳來巨大噪音、家人頻繁進出，也是不能好好靜養的。

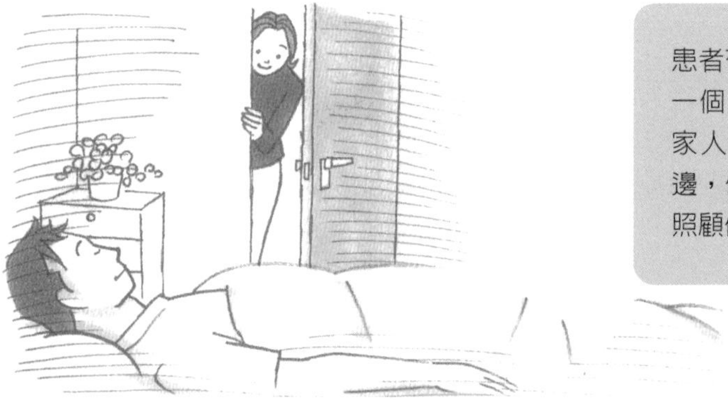

患者有時會撒嬌說「不想單獨一個人」，有時會苛刻地攻擊家人。他撒嬌時請待在他身邊，他攻擊人時則可保持距離照顧他

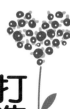

另外，若是家中有想法偏差的老人家，認爲「憂鬱症是可恥的，不能對任何人啓齒」的話，患者也將無法得到充分休息。

如果難以爲患者準備妥當的環境時，爲了讓他專心休養，可考慮在某個期間住院。

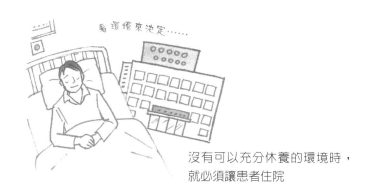

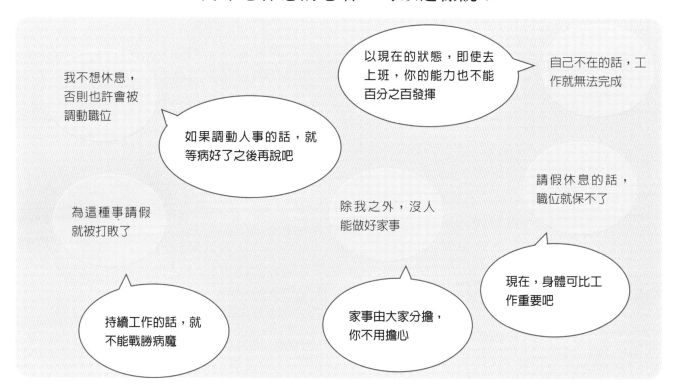

沒有可以充分休養的環境時，
就必須讓患者住院

☼對不想休息的患者，可以這樣說☼

我不想休息，否則也許會被調動職位

如果調動人事的話，就等病好了之後再說吧

自己不在的話，工作就無法完成

以現在的狀態，即使去上班，你的能力也不能百分之百發揮

為這種事請假就被打敗了

持續工作的話，就不能戰勝病魔

除我之外，沒人能做好家事

家事由大家分擔，你不用擔心

請假休息的話，職位就保不了

現在，身體可比工作重要吧

不宜過度照顧患者

關心患者固然重要，但也要考慮到是否過度照顧。過度照顧會延緩疾病復原。

不要過度擔心，一如平常的言行就可以

在憂鬱症患者面前，言行舉止非得小心不可。但是，如果太過神經質的話，就不能一如平常般地對待患者。

「如果這樣做會傷害到他嗎？」如此預先揣測對方的心理，言行就會不自然，雙方之間容易產生鴻溝。

重要的是，要避免猶如碰觸疙瘩般的態度，言行盡可能像平常一樣。

另外，如果身邊的人過度費心，患者很可能會覺得「我的病真的那麼嚴重嗎？」而焦慮不安。

當患者痛苦時，家人應該是能和他輕鬆商量的對象。請不要用特別的方式對待患者，態度自然就行了。

過度保護會延遲復原的進度

症狀嚴重時，家人當然要照顧患者，但這只是在那個時期。之後，只要症狀穩定到某個程度，一旦患者能夠處理身邊的事時，就要讓患者自己去做。

有些患者如果習慣了家人的照顧，覺得這樣比較輕鬆，可能會不再想動手做事。

一旦像這樣過度依賴家人，反而會延緩憂鬱症的復原速度。

如果是高齡者，有時反而會因此而臥病不起。

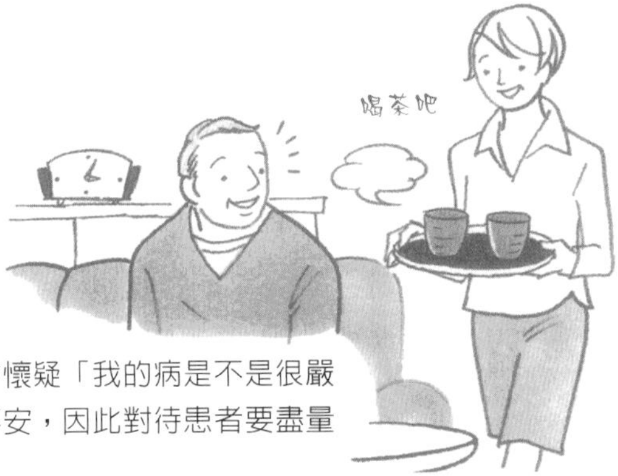

身邊的人過度費心，患者會懷疑「我的病是不是很嚴重？治不好嗎？」而感到不安，因此對待患者要盡量保持自然的態度

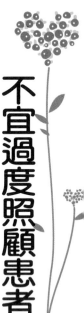

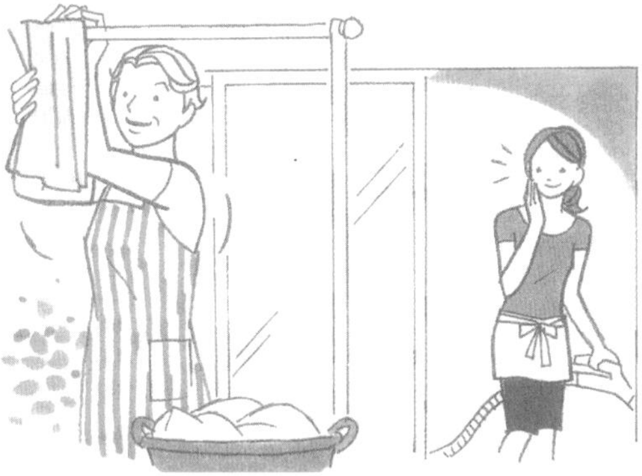

過去由家人幫忙做的事，一旦患者想自己做，就是憂鬱症轉好的跡象。如果家人過度照顧，做事意願湧現不出來，就會延緩復原的腳步。家人只要協助患者不能做的部分就可以

症狀一旦減輕 就逐漸增加活動量

症狀一旦減輕，就逐漸增加活動範圍，像是到外面散步、到附近買東西等，這樣可加快復原的速度。

這樣做也具有復健的意義。在休養期間，由於運動不足，體力相當虛弱，且接觸外面空氣的機會也少，因此爲了返回原來的生活，復健是不可或缺的。尤其即將回到工作崗位時，爲了使身心習慣，復健更是重要。

不過，在憂鬱症的恢復期，以爲症狀已穩定卻突然惡化的情況也有。因此，把運動和外出做爲每天的例行公式並不是件好事。重要的是，讓患者配合當天的狀況，進行適當的活動。

另外，逐漸增加活動時，原則上必須得到主治醫師的同意。

POINT

散步或外出 必須出於 患者本人的意願

有時患者的家人會問患者：「身體大致上已經好多了，去運動一下如何？」

但是如果過早開始運動的話，反而會造成患者的負擔，妨礙復原，因此不要隨便提出建議。

患者本身覺得「大概可以開始做些運動」時，請與主治醫師商量，再從不至於造成負擔的散步程度的運動開始。

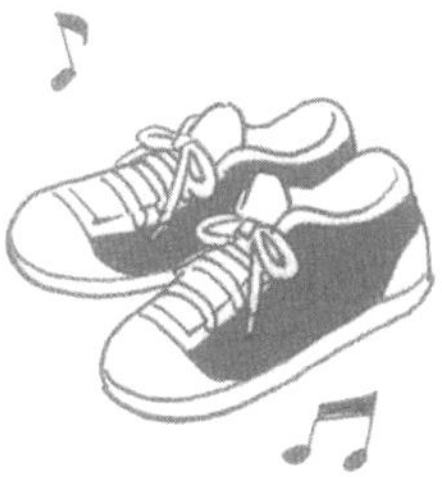

不要勉強邀約患者做他沒興趣的事

運動和散步對症狀已恢復的患者是有益的，但若帶患者去具有刺激性的場所，會讓患者非常的疲倦。

不宜強迫患者轉換心情

想帶閉居家中的患者出去購物或觀看運動比賽等，使其心情轉換，是做爲家人理所當然的關懷。但是，患者需要的並不是那種刺激性的環境，而是能使心情平靜度過的安靜時間和空間。

患者之所以閉居家中，是因爲對事物失去興趣和關心，以及對與人見面很痛苦，因而透過在家平靜生活，企圖使心情穩定下來。

即使患者的症狀看來很穩定，也要避免約他去人多吵雜的地方。

患者想外出時不宜制止

抗憂鬱劑發揮效果時，患者的精神會提振，有時會想外出。

例如，想去生病前因忙碌而不能前往的美術館或展覽館等。

此時，請在醫師的同意下再讓患者外出。患者「想一個人去」時，家人也許會擔心「會不會有危險呢？」但還是快快送他出門吧！

家人經常纏在患者身邊，有時反而會造成患者的負擔。

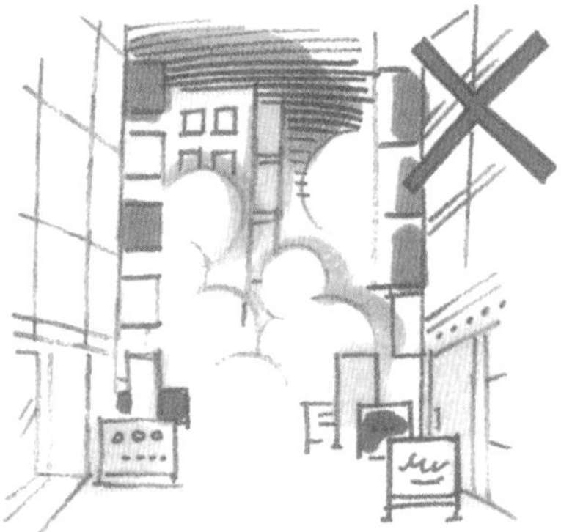

患者還在閉居家中的狀態時，不可帶他去喧鬧或刺激強烈的場所

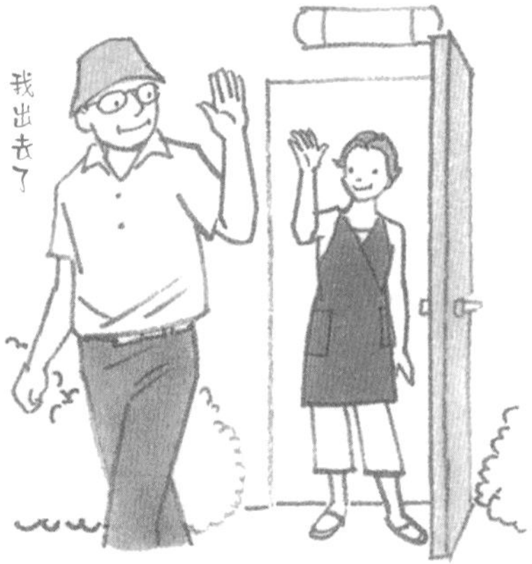

如果患者想外出，讓他單獨前往沒有關係

想出遠門旅行要等到復原

當患者能外出時，家人常以為「如果那樣就可以去旅行了」，但患者對於出遠門還是會感到不安。家人若擬定旅行計畫邀約患者，患者有時會覺得「這樣費心計畫，很不好意思拒絕。」就勉強答應。

但是，既要搭乘交通工具又要接觸陌生人的旅程，有時會造成太大壓力，而使症狀復發。

由於趨於復原、好不容易蓄積的心理能量，會在旅行中消耗掉，因此直到完全復原之前，旅行計畫應暫時作罷。

這種邀約會造成反效果

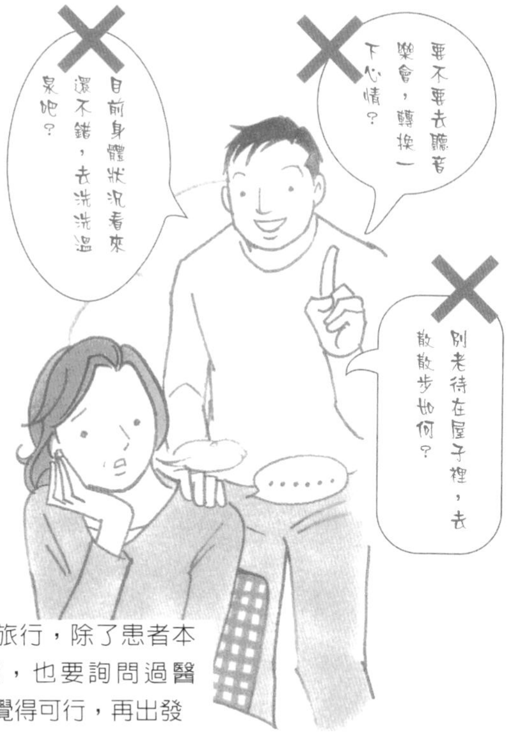
要不要去聽音樂會，轉換一下心情？
目前身體狀況看來還不錯，去洗洗溫泉吧？
別老待在屋子裡，去散散步如何？
……

想外出或旅行，除了患者本人的意願，也要詢問過醫師，醫師覺得可行，再出發

POINT

必須禁止探病和打電話鼓勵

在家療養時，總會有同事和朋友來探病，或打電話來。

但是，患者在悶悶不樂的狀態時，徵求患者同意之後，對他人的這些行動也必須加以禁止。

過去，曾有受到探病或電話鼓勵的刺激而自殺的例子。

對於來訪或來電者，可以這樣告訴他們：「患者還沒有恢復常態，不適合見任何人。」或「醫師囑咐要安靜休息。」就不至於失禮了。

不過當患者處於可以自行應對的狀態時，當然就沒有必要拒絕了。

成為患者和醫師的橋樑

為了加深患者和醫師的信賴關係，提高治療效果，家人扮演的角色也很重要。

盡量陪伴患者往來醫院

初診時，家屬應該陪伴患者一起聽醫師的說明（請參閱第60頁）。

被診斷爲憂鬱症之後，就要開始往來於住家和醫院之間接受治療，大體上一至二週回診一次。家屬若能將這期間所觀察到的患者狀況向醫師報告，治療就能順利進行。

其中，最大幫助的就是有關藥物的資訊。醫師會根據患者的症狀及臨床經驗，開給患者適當的抗憂鬱劑，並且一邊觀察病情的變化一邊逐漸增加藥量。而增加藥量時出現怎樣的效果或副作用，就是重要的判斷依據。

但是患者在憂鬱情緒強烈時，便不能順利表達藥效或副作用。此時，若能由家屬向醫師傳達患者的狀況，就能更加正確地調整藥劑。

另外，有時患者認爲「吃了藥但沒效」，家人卻發現患者有所改善，例如「表情變開朗了」。反之，有時患者覺得「病已經好了」，但在家人看來並沒有。像這種客觀性的評估也是判斷的依據。不過，有時家人太過擔心而有過度表現，因此醫師會以患者的話爲主做綜合性的判斷。

此外，若有發生像是自殺未遂這類的事件，一定要告訴醫師。

支持患者與醫師之間的信賴關係

例如，患者剛開始服藥而覺得症狀一直沒有改善時，可能會懷疑：「這個藥

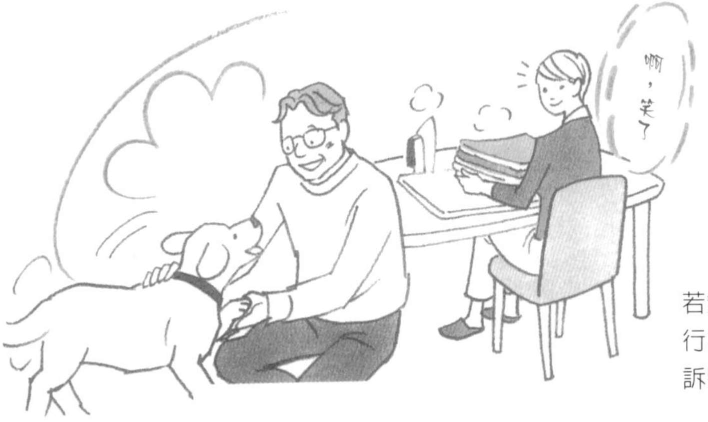

若無其事地觀察患者的行為，再把所發現的告訴醫師

真的能治好我的病嗎？」此時，如果家人輕率地配合患者的想法的話，很可能會損傷患者與醫師之間的信賴關係。

反之，家人如果表示「一定會治癒」而毫不客氣地否定患者，患者對家人就會懷有不信任感。

最重要的是家人的態度。也就是「家人站在比誰都接近患者的立場」的態度。

當患者對藥物表示不安或不滿時，家人不但要包容患者「不安」的心情，還要設法消除患者的不安，比方說：「出現藥效是需要時間的，醫師不是說過藥效有個別差異嗎？不要著急，再觀察一下情況吧！」

而最不理想的說法就是：「這樣看來，吃藥根本沒效！醫師的診斷是不是有錯？」而和患者一起顯露對醫師的不信任感。若是總覺得藥劑一直沒產生效果時，請在回診時與醫師商量。

應該告訴醫師的資訊

藥物方面

- 有沒有對藥物懷有不信任感？有沒有按照指示服藥？
- 從開始服藥或從增加藥量起，有沒有什麼不適的地方？

症狀的變化

- 食慾恢復的情況如何？
- 睡眠障礙恢復得如何？
- 表情有沒有什麼變化？（如陰鬱、稍為溫和、變開朗等）
- 身邊的事可以自己處理的有哪些？
- 身邊的事不能自己處理的有哪些？

其他掛心的事

- 有沒有說要尋死？
- 有沒有說話變少或關在家裡不出門？

醫師診察時，由於時間有限，不可能將上次診察以後的經過一一向醫師報告。請掌握重點，簡潔扼要地告訴醫師

注意患者是否有確實服藥

患者當中，有些人會因為對藥物懷有不安或不信任感，而沒有按指示服藥。因此家人必須確認患者是否有按時服藥。

讓患者了解藥劑的重要性及安全性

爲了使憂鬱症的症狀盡早改善，服藥是免不了的。但是，有些患者會擔心「吃了藥效作用在腦部的藥，會不會造成癡呆？」於是就不吃藥了。另外，也可看到有人不承認自己有心理疾病而故意不吃藥。

目前醫院使用的抗憂鬱劑，副作用很少，也不用擔心會上癮，是很安全的藥。

爲了擺脫憂鬱症的痛苦，服藥是很有效的方法，如果患者拒絕服藥，請說服他放心服藥。

開始服藥時，家人要管理藥品

抗憂鬱劑因種類而異，服用次數也不一樣。家人要掌握藥品每天服用的次數，注意患者是否有按指示服用。

如果可能的話，在患者的同意下，可由家人管理藥品，並在服藥時間親手將必要量的藥交給患者，並且養成患者在家人面前服藥的習慣。

抗憂鬱劑藥服用初期，由於副作用常比效果早出現，因此有些患者會因爲擔心而不吃藥。

另外，因爲副作用而想睡覺的關係，也會導致不按時服藥，或忘了服藥。

一度中斷服藥或服藥時間不規律，是造成憂鬱症慢性化的重大因素，因此，請協助患者務必按指示服藥。

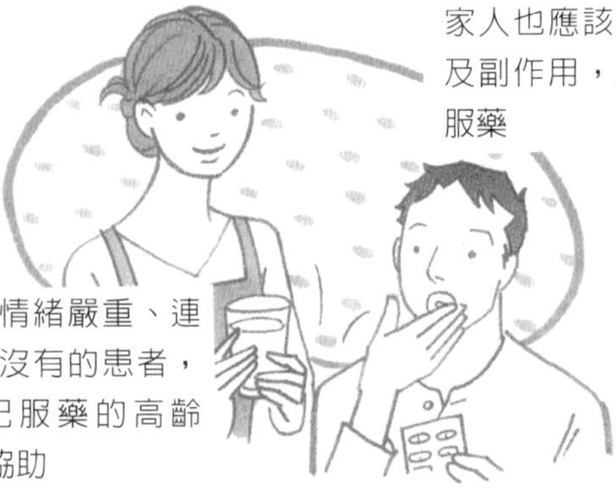

家人也應該了解藥劑的效果及副作用，並督促患者確實服藥

尤其，對憂鬱情緒嚴重、連服藥的氣力都沒有的患者，以及經常忘記服藥的高齡者，必須給予協助

注意服藥後的變化

開始服藥後，觀察患者的變化也很重要。

請盡量仔細觀察出現怎樣的副作用、服藥後患者有什麼改變。

例如，看電視會笑嗎？跟他說話時是否會回答？會主動跟家人說話嗎？……等等，請將所發現的記下來，下次回診時告訴醫師。這是醫師調整抗憂鬱劑時的重要線索（請參閱第114頁）。

復原期間可能會出現躁期

開始服用抗憂鬱劑之後約四至六個月，有些人會爲之一變，憂鬱症突然轉好了。

由於就連在早上心情也變得很好，能夠自己行動，因此患者會認爲憂鬱症已經治好了，但實際情況並非如此，這是出現了反覆鬱期和躁期狀態的「雙極性疾患」（請參閱第30頁）。

出現躁期時，就必須改變治療法，例如變更藥劑種類，因此請跟醫師連絡，並帶患者去醫院。

患者處於鬱期時，會定期前往醫院，向醫師報告各種情況，但躁期時，由於身心狀況良好，會懶得去醫院。因此，很多人被診斷出雙極性疾患之前，可能已經有一段時間了。

若有雙極性疾患的話，憂鬱症會更難治癒，也容易慢性化，必須盡快採取措施。

家人從患者異於鬱期時的極端行爲，例如平常沉默的人突然變得話多、變得胡亂花錢等，應該就能發現異常。

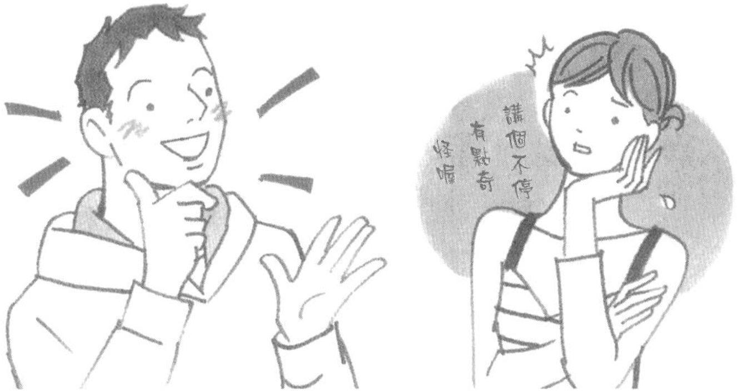

憂鬱症和雙極性疾患所使用的藥不同。由於患者無法自行察覺到躁期，所以家人發現時，請立刻和醫師聯絡，並帶患者前往醫院

探望住院患者時應注意的事項

患者住院的目的就是為了休養。
請小心不要有打擾患者平靜的言行，也不要帶給患者壓力。

避免做出妨礙休養的言行

患者之所以住院，是因爲有強烈的不安或焦慮感、身體非常虛弱、有自殺的可能性，或是在家裡無法充分休養等。患者置身於暫時與社會隔離的地方，就是爲了使身心得到充分休息，因此探病時，要注意不要有打擾患者休息的言行。

例如，對疲憊不堪而臥床的患者說：「能休息眞好！」之類的話，就是天大的不妥。

還有，也要避免提及患者企圖忘記的工作、掛心的家庭問題等話題。如果患者談到那種話題時，不要給予意見，聽完後就說：「不要擔心，現在好好休息吧！」讓患者放輕鬆。

患者住院時家屬應注意的事項

- 醫師聯絡家屬想面談時，要盡量配合
- 以患者的休養或靜養為最優先，禁止頻繁探病
- 對於外宿中或外出中應做的事和不可做的事，要確實遵守醫師的指示
- 住院時如果要短暫外宿或外出，家屬一定要陪同
- 即將出院的患者，返回日常生活後需要注意什麼（如減輕家事負擔等），家屬應事先與醫師商量
- 仔細觀察外宿或外出中的患者情況，並報告醫師

探病者的擔憂表情、愚蠢的話語，都會使患者更加不安，阻礙治療。若有這種情形，主治醫師在患者的同意下，會採取「禁止會客」的措施。

患者外出或外宿時一定要陪同

患者的情況一旦穩定，在邁向出院之路前，是被允許暫時外出或外宿的。

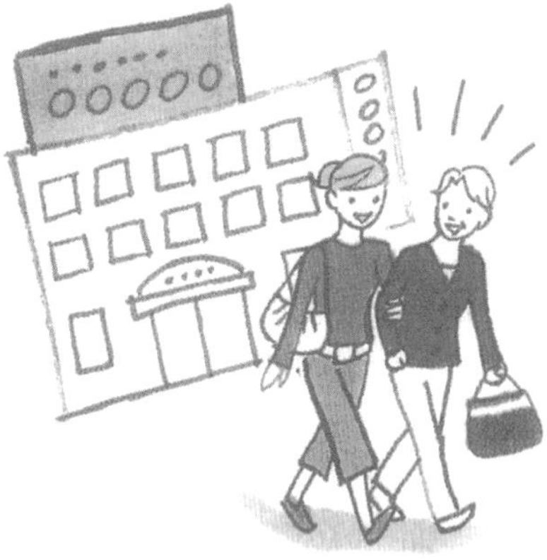

患者要外出或外宿時，請到醫院接送，並陪同一起行動

此時，家人請陪同而行。

已習慣住院生活的患者，對走到外面的世界難免會感到不安。為了使患者能安心外出，家人要給予支持。

外出或外宿時，家人要仔細觀察患者的狀況，然後跟醫師報告。

尤其是報告有關服藥的情況很重要，因為它是判斷能否出院的關鍵，所以可別忘了確認。

如果患者外出和外宿都沒有障礙，也能確實服藥，就可說即將可以出院了。

出院時，有關日後的對待方式等，請遵從醫師的指示來照顧患者。

對於出院後的患者，沒有必要特別去照料。家人一如往常地生活，不要刺激患者，給予溫暖的關懷就夠了。

POINT

即使快要復原也不要急著出院

住院時間的長短每個人不一樣。當患者的狀況好轉時，有時家人會告訴醫師：「已經恢復到這樣了，應該可以出院了，患者也這樣想。」但是，患者急著想出院，表示焦躁感還是很強。

當醫師說「再多住幾天比較好」時，就是要阻止患者太早出院。

家人如果不聽醫師的話，半強行地帶患者回家，往往會使情況惡化。

在即將復原時，尤其不能大意。

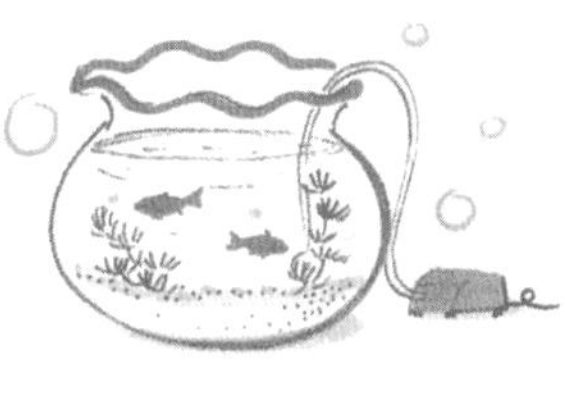

對獨居的患者要保持密切聯繫

讓患者獨自一個人是最不理想的，這樣還會提高自殺的危險性，因此要盡量待在患者身邊。

透過電話盡快掌握憂鬱信號

對憂鬱症患者來說，「孤獨」是大敵。最不利於憂鬱症患者的環境，就是當不安增強時，身旁沒有可給予精神支持的人。

獨居的患者也有容易服藥馬虎、自殺率增高等的風險，比起和家人同居的患者，更難克服疾病。

當獨居的親屬透過電話等傳達「最近常睡不著」、「即使長時間休息還是覺得疲倦」等訊息時，就該委婉地探詢他的情況：「有沒有累積壓力？會不會是過勞？」等等。

也許對方不願讓人擔心而不想多說，但如果聲音變得比過去小，或說些悲觀的事時，就有憂鬱症的可能。

而二至三天後再電話連絡時，要仔細聽看看有沒有其他的變化。如果感覺到他的身體狀況好像比以前差時，不管怎樣，就直接去找他，然後帶他去精神科或身心科。

初診時由家屬陪同前往，一起聽醫師的說明是最好的。

☼有這種變化時就可能是憂鬱症☼

- 變得少說話
- 聲音變小
- 發牢騷、訴苦
- 自責
- 暗示自殺，如「想去死」、「活得很痛苦」等

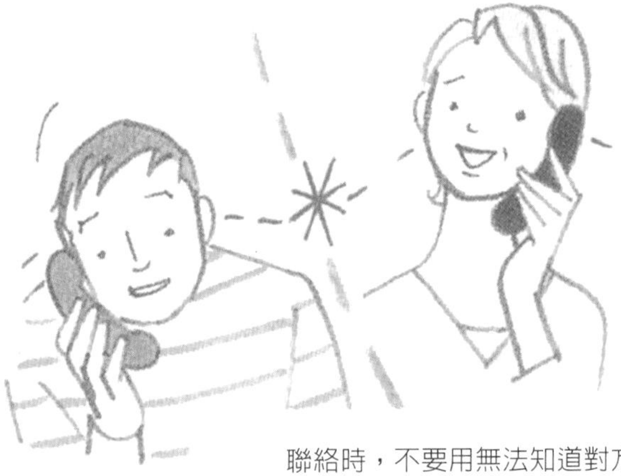

聯絡時，不要用無法知道對方狀況的電子郵件或傳真的方式，最好使用能聽到聲音的電話

被診斷為憂鬱症後不宜獨居

在外地工作的上班族如果得了憂鬱症，必須有親人與他同住，陪伴在他身邊。如果是離開家鄉一個人在外生活的學生，不妨把他帶回家，在附近的精神科接受治療。

爲了穩定患者的心情，打造能夠讓他安心治療的環境，患者身邊必須有給予支持的家人。

更緊密地與醫師連絡

當患者表示「一個人住沒問題」時，或在不得已的情況下無法住在一起時，要定期和患者連絡，確認他的身心狀態。

當患者說到「死」時，別以爲只是單純的鬧情緒，必須立刻前往其住處。

可能的話，應事先安排好家屬與主治醫師的連絡方式。

對單獨生活之患者的應對法

- 單獨生活容易增加不安，在可能的情況下，要設法與家人住在一起
- 無論如何難以和家人住在一起時，家人要定期去探訪
- 如果無法定期探訪，就要勤於使用電話聯絡
- 講電話時，發現患者有異狀，要立刻去看他，並暫時陪伴他。或者，催促他暫時回到家人的身旁
- 經常確認患者是否確實服藥
- 主治醫師和家屬之間要緊密交換資訊，協力支持患者

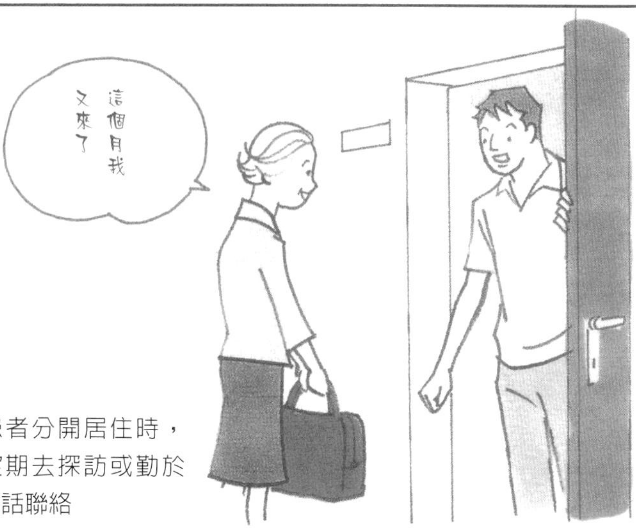

與患者分開居住時，要定期去探訪或勤於以電話聯絡

家人不要急著想要患者早日治癒

家人希望患者「早日復原」的願望是理所當然的。但是，家人的急切之情會妨礙疾病的治療。

耐心地守護患者直到復原

家人看到生病前活潑的患者變得像另一個人似地悶悶不樂時，心裡大概會想著「眞希望他早日回到從前的樣子」吧！

但是，「不可急著想要復原」這是治療憂鬱症的關鍵。重要的是，必須讓憂鬱症「慢慢復原」，而不是「可能的話就盡快治癒」。

憂鬱症本來就不是能夠很快治好的病。早期發現、接受適當的治療雖然可以治癒，但要恢復到完全能夠回到社會，也需要半年到一年。

就連恢復的模式，也不是順著階梯一階階地直接往上爬，而是上二階又下一階，有時甚至下三階，一邊反覆上上下下，一邊慢慢走向復原之路。這是憂鬱症必須經歷的過程，家人應充分了解，耐心地守護患者直到眞正復原。

患者若是急著想回到原來的工作崗位時，要加以制止

進入復原期時，會出現如次頁的變化。由於早上會自己起床、交談也和平常一樣，因此無論患者本人或家人常會以爲「病已經好了」。

但是，患者的心情和情緒要返回到本來的狀態，還需要一段時間。

儘管患者能像一般那樣對待家人或親近的人，但和職場的上司或客戶等交談時，還是會覺得痛苦。如果在這種狀態下返回職場的話，症狀恐怕會立刻復發。

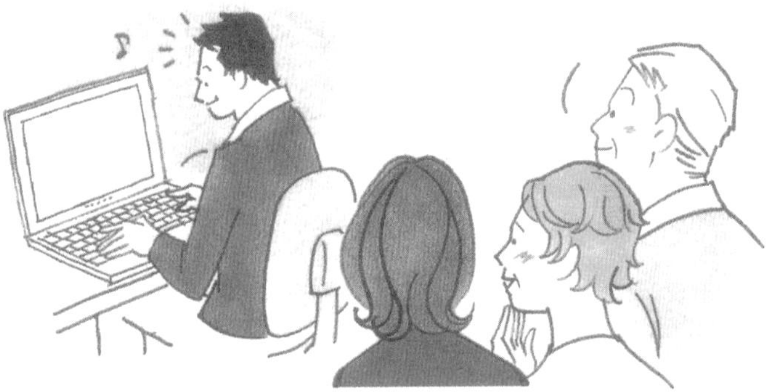

即使看來已經復原，但在服藥、回診的期間，還是要把他當「病人」般支持他

患者當中，有些人會訂立了這樣的目標：「什麼時候復原就什麼時候復職。」這是因為懷有不安或焦慮感，擔心「這樣下去也許會被公司革職」、「也許家人會不理睬我。」

即使患者本人想早日返回工作崗位，家人也要加以制止並表明：「在醫師還沒有開口說OK之前，你還是好好休息吧！」至於有關復原的時間，就交給醫師判斷吧！

復原期的守護特別重要

在患者感到強烈沮喪、老是想睡覺的時期，家人雖然警覺到「不可以有鼓勵、使他著急」的言行，但在患者即將復原期間，有時就會忘記這種事。

儘管家人並非刻意指責或激勵，但不經意的言行會強烈傷害到患者，使其症狀再度惡化。

復原期的特徵，就是良好狀況和惡劣狀況呈現波浪般的起起落落。即使看到這種盪來盪去的狀況，也不要沮喪地認為「終於好不容易就快好了，但究竟要到什麼時候才會眞正好起來呢？」而要以開闊的胸襟支持患者。

從外表就可看出復原的徵兆

- 早上自己起床
- 開始注意儀表
- 開始出門散步
- 對家人的談話有所反應並發笑
- 開始看報紙或電視
- 能像平常般吃飯
- 會主動和人說話，別人詢問時也會回答
- 身邊的事已可以自己做
- 開始對嗜好等表示興趣

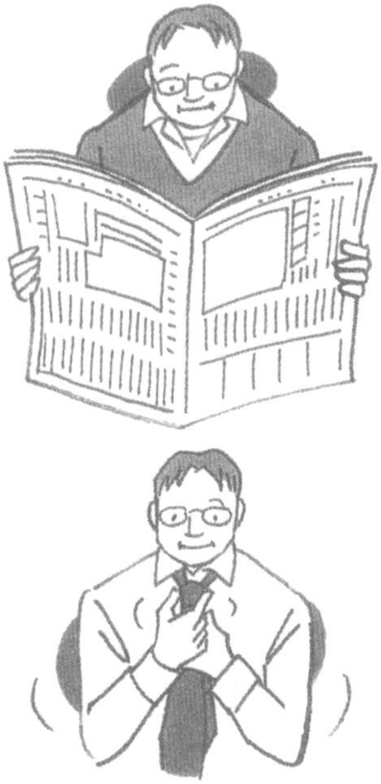

雖然身體可以活動自如，但精神面還是不穩定。不要光看到外表的好精神就認定「病已經好了」，請耐心地守護患者吧

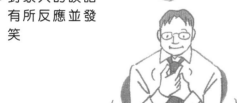

家人要提高警覺預防患者自殺

對於防止患者自殺，最重要的就是明確告訴他：「不可以輕生」的意義，以及打造不能自殺的環境。

若無其事地注意患者的行動

有憂鬱症的人常常會因爲情緒低落和過度的疲勞感等，而找不到生存的希望。因此，無論症狀嚴重或輕微，都會懷有自殺念頭。

對於有自殺危險性的患者，醫師的說法是：「想自殺是憂鬱症的症狀之一，只要病好了，就不會想自殺了。」而爲了防止患者自殺，家人的「留意」是最重要的。

雖說如此，但可不能老掛著一張憂心忡忡的臉對患者寸步不離，而是要持著心平氣和的態度和表情。

看到自殺的徵兆時，請立刻詢問醫師「應該採取怎樣的對策」，並接受建議。看情況而定，有時必須住院。

這種言行是自殺的徵兆

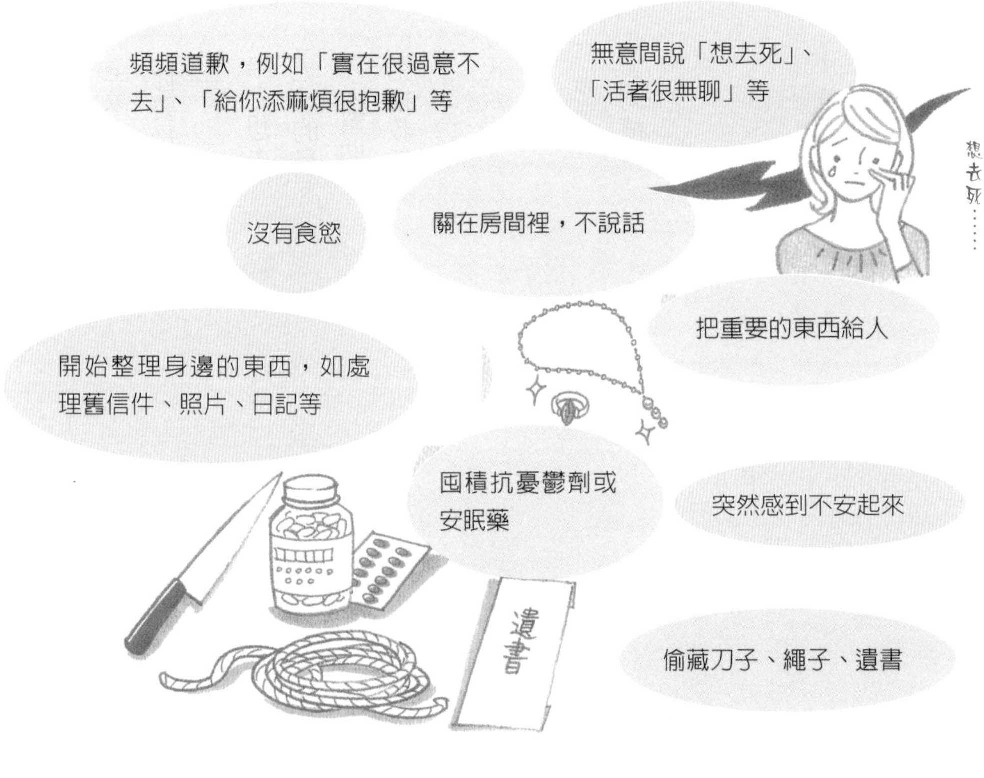

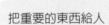

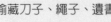

頻頻道歉，例如「實在很過意不去」、「給你添麻煩很抱歉」等
無意間說「想去死」、「活著很無聊」等
想去死……
沒有食慾
關在房間裡，不說話
把重要的東西給人
開始整理身邊的東西，如處理舊信件、照片、日記等
囤積抗憂鬱劑或安眠藥
突然感到不安起來
遺書
偷藏刀子、繩子、遺書

患者暗示要自殺時，家人要明確表達出心意

當患者說出「想去死」之類的話時，可察覺其內心在呼喊：「痛苦到簡直想去死。」此時請明確地告訴他：「儘管如此還是不可以自殺。」有些人認爲刺激病患會造成反效果，但這是誤解。

家人在平日也必須告訴患者：「你要做什麼都可以，但就是不能自殺。」「你的存在是我們家的幸福。」

如果患者說：「我活著會給人添麻煩。」也要嚴正地告訴他：「你要是自殺了，我們全家人都會自責一輩子。」「你要是死了，我們一定會很痛苦。」

患者暗示想去死時，他所呈現之絕望的另一面，就是「希望有人幫助」，也就是在尋找能夠拯救他的手。要是你說「想去死是很蠢的事，不要再說啦。」而把話岔開，或光是說：「不可以自殺。」患者會覺得被推開。因此，請積極地面對患者，領會其心中的痛苦。

當患者想自殺的時候，家人要明確表達出「你是很重要的人」。這一點很重要

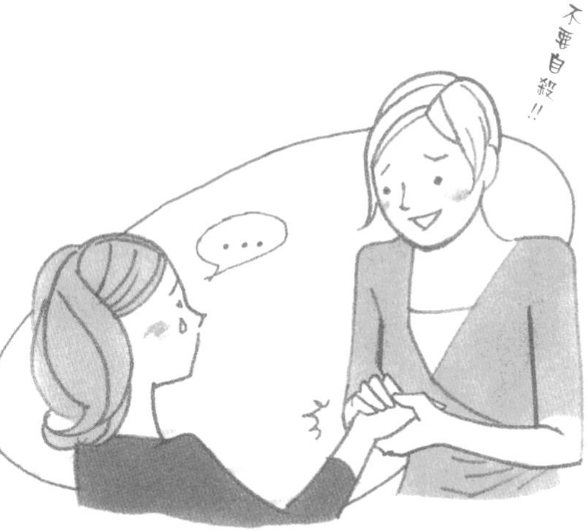

避免置身於容易自殺的環境

患者即使與家人約定「不尋死」，但衝動時還是可能自我了斷。爲了避免這種不幸，讓患者置身於不能自殺的環境也很重要。

如果患者比平常更焦躁、心神不定時，就要特別注意，盡量不要讓他離開視線範圍。患者外出時，一定要陪同，搭乘電車時要防範他跳下。

此外，在自己的房間藏匿遺書、刀子、大量藥品、繩子之類的，雖然較少，但還是有人這樣做。一旦發現這些東西，請立刻拿去丟掉。

若居住的是大廈的高樓層，也要將患者的寢室安排在沒有陽台和大到能夠爬出的窗戶的房間。

另外，像是某人自殺的話題、有關自殺的新聞報導或電視新聞等，都要避免在患者面前提起或出現。

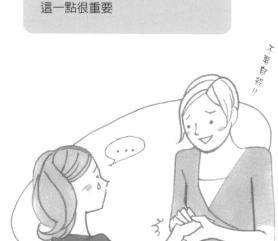

照顧患者的家屬也須得到支援

家人拚死命照顧患者，也會損害健康。
偶爾休息一下，好好地度過難關吧！

疲於照顧親人，自己也會得憂鬱症

讓患者擺脫工作和家事來休息，換言之，就是由家人承擔患者所擺脫的事。而且，家人還要陪伴患者去醫院、處理患者身邊的事，因此在時間受限下，自己的事往往必須延後辦理。

這種狀況如果長時間持續下去，不只肉體會疲勞，也會蓄積精神壓力，自己也有得心理疾病的危險性。

丈夫得憂鬱症，妻子因疲於照顧而得憂鬱症，這種案例不少。爲了避免發生這種事，也必須支援照顧患者的人。

總之，一定要避免在患者面前露出不安或疲憊不堪的表情。

尋找可以無所不談的商量對象

對照顧患者的人來說，可信賴的支援者，就是在他面前什麼都能談而不需要有所顧慮的人，如親人、朋友等。

如果有了解患者及其家庭狀況，又可傾聽煩惱的人，偶爾就把他當成傾訴對象吧！

就算不能得到適當的建議，光是說出心裡的話，心情應該也會舒暢一點。

如果沒有那種談心的對象，就請和患者的主治醫師商量。從醫師那裡，將可獲得消除煩惱和壓力的方法。

有時自己也必須休息

獨自照顧患者時，總以爲能夠照顧患者的只有自己，因此常常硬撐。但是，就因爲是獨自一個人，才更需要喘息或休養。一天休息一小時，或一星期休息一天都可以。

休息時就請人代爲照顧，即使是僅僅休息一會兒，也很重要。

休息之後，才能帶著愉快的心情面對患者，也才能更充分地照顧患者。

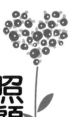

☼家屬保持身心健康的訣竅☼

偶爾下決心休息

照顧病患必然會累積壓力。感到疲憊不堪時，暫時找別人或請看護來照顧，自己好好休息是很重要的。

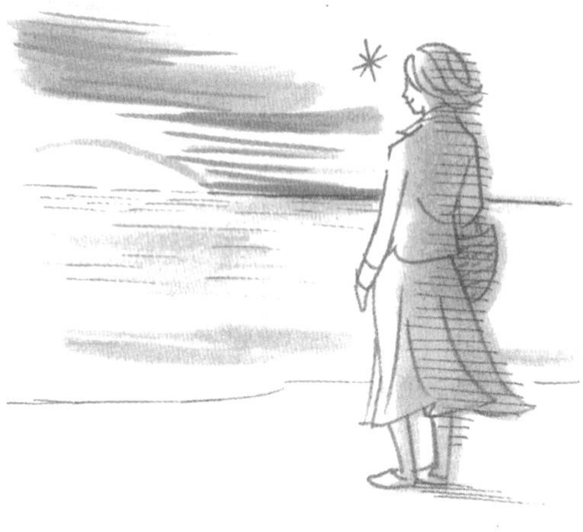

找專科醫師商量也有助益

照顧病患的一方，因壓力積存過多而出現憂鬱症狀的案例很多。為了維持自己的心理健康，感到有壓力時，請和專科醫師（或患者的主治醫師也可以）商量。

參加自助團體或患者家屬聚會

有時，參加由病患或其家屬組成的自助團體，與有同樣煩惱的人交換資訊，彼此互相支持打氣，也可獲得很大的幫助。

不要獨自照顧患者

讓家人或親近的人分擔任務，不要一個人獨自承擔所有事。

與患者稍微保持距離

如果太過擔心，對患者寸步不離，無論是患者本身或照顧者，都會喘不過氣來。請在與患者稍為保持距離之下守護。

安排休息時間

例如一天一小時或一星期一天，安排離開患者暫時忘記照顧這件事的時間，是使自己持續照顧患者的訣竅。只要稍微休息一下，就能帶著愉快的心情面對患者。

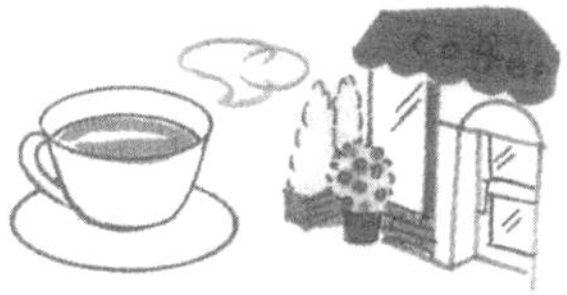

尋找可以無所不談的對象

當你在痛苦或著急時，會傾聽你說話的朋友或熟人，可說就是身邊的心理諮商師。去尋找這樣的人，輕鬆地聽你抱怨吧！

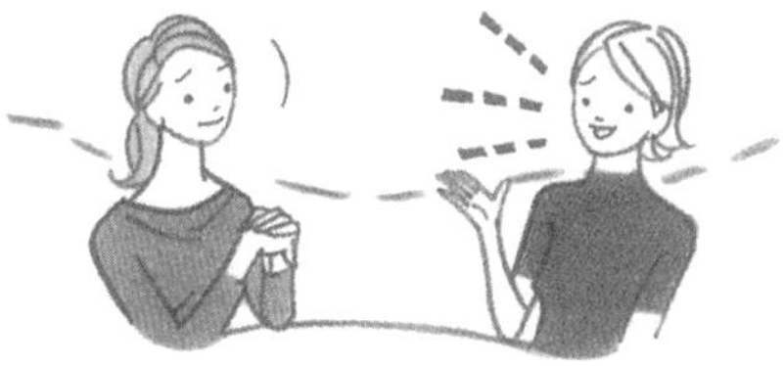

☼可接受病患家屬諮詢的機構☼

以下各機關有專為病患家屬及病患設立的諮詢窗口，如：選擇診斷機構、地點的方式、日常生活上的不安或煩惱、困擾的事等，都可以接受諮詢。

心理諮詢機構	電話	網址	備註
衛生福利部 自殺防治中心	(02)2381-7995	http://tspc.tw/	衛生福利部 安心專線： 0800-788-995
張老師中心	1980	http://www.1980.org.tw/	只要電話直撥 1980 就能與所在縣市的張老師中心求助
社團法人 國際生命線台灣總會	1995	http://www.life1995.org.tw/	只要電話直撥 1995 就能與所在縣市的生命線協會求助
台北市 家庭教育中心	(02)2541-9690	http://www.family.gov.taipei/	網站內可聯結其他縣市家庭教育中心網站
台北市政府衛生局 社區心理衛生中心	(02)3393-7885	http://mental.health.gov.tw/	————————
馬偕協談中心 及平安線	**協談中心：** (02)2543-3535 轉 2010（台北院區） (02)2809-4661 轉 2179（淡水院區） **平安線電話協談：** (02)2531-0505 (02)2531-8595	**協談中心：** • 台北、淡水院區： http://www.mmh.org.tw/taitam/priest_dep/priest_dep09.asp **馬偕協談中心部落格：** http://mmmhcounselor.blogspot.tw	基督教協談中心
台北市 佛教觀音線協會	(02)2768-7733	http://www.kuanyin-line.org/	佛教協談中心
台灣憂鬱症防治協會	(02)2581-7418	http://www.depression.org.tw/	————————
社團法人中華民國 生活調適愛心會	台北服務電話 (02)2759-3178	http://www.ilife.org.tw/	電話協談由義工（精神官能症之康復者）接聽
董氏基金會	(02)2776-6133	http://www.jtf.org.tw/	————————

參考資料：楊延光、鄭淑惠，《全方位憂鬱症防治手冊》，張老師文化，2006。

第6章

擺脫「憂鬱」的壓力管理法

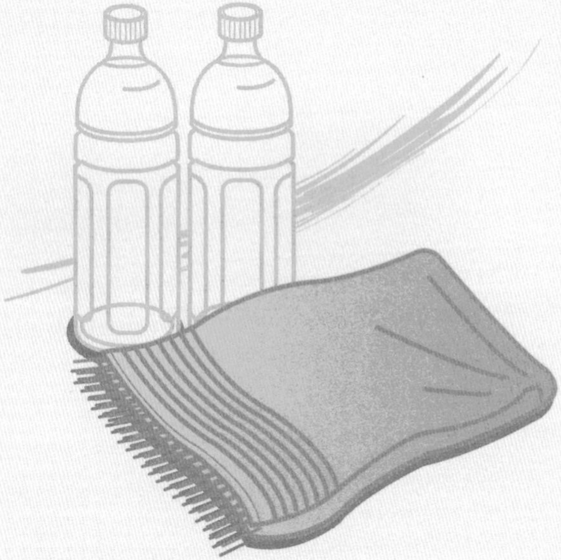

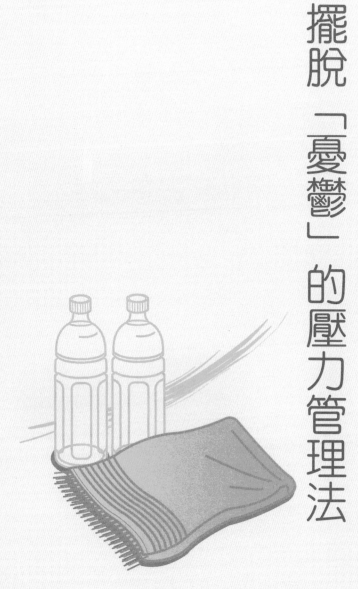

調整紊亂的生活節奏

規律的生活可使自律神經的律動穩定，提高抗壓能力。
首先，就從重新認識生活方式開始吧！

恢復身體本來的節律

我們的生命活動是由自律神經控制的。自律神經由交感神經和副交感神經構成，前者主要在白天活動，後者的活動則以夜晚為主，這種律動和一天二十四小時的自然界律動是一致的。因此，如果在應該活動的時段睡覺，在應該休息的時段工作，自律神經的節律就會產生混亂，結果導致身心不適。

罹患憂鬱症時，常會過著背離自然律動的生活，例如持續幾天很晚睡，或睡覺時間亂七八糟。爲了防止憂鬱症復發，首先就是調整生活節奏，恢復身體本來的節律。

養成每天早上固定時間起床的習慣

爲了調整生活節奏，使睡覺和醒來的時間固定是最基本的。也就是養成每天晚上在固定時間就寢，隔天早上也在固定時間起床的習慣。

因爲憂鬱症而過著日夜顛倒生活的人，要回到白天型的生活大概很不容易。像這種情況，與其拘泥於時間，不如想睡時就上床睡，但早上還是要在固定的時間起床。如果因爲就寢時間晚就想多睡的話，那麼隔天也會反覆同樣的情況。

MEMO

早晨的陽光會重新調整生理時鐘

一般人的生理時鐘，本來是 24.5 至 25.5 小時間的週期，而將它重新調整為符合自然界二十四小時律動的，就是太陽光、氣溫、飲食等外在因子。

根據最近的研究顯示，已知起床後受到陽光刺激 15 至 16 小時後會想睡覺。所以說，晨光跟睡覺和醒來有密切關係，也會影響意念和氣力。

早上起床後，就打開窗簾讓陽光照進來，或到陽台曬曬早上的太陽，讓身心舒暢起來吧！

☼使人熟睡的 8 個要點☼

1 讓心情平靜下來

精神疲勞時，情緒會亢奮得睡不著覺。上床前，先用自己的方法放輕鬆，讓心情平靜下來（請參閱第 146 頁）

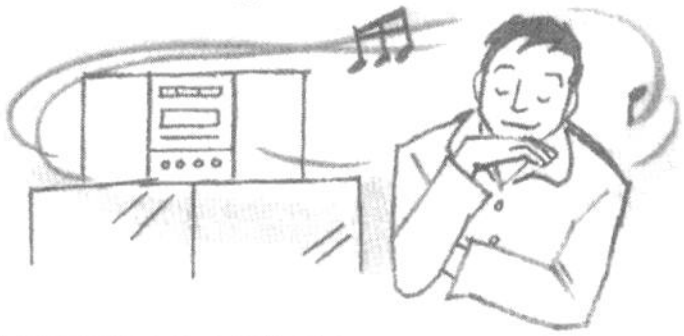

2 如果想睡覺就上床睡

雖然固定時間就寢是最理想的，但不用拘泥於時間，想睡時就上床，把照明減弱，閉上眼睛吧

3 睡不著時不要著急

心裡想著「非睡不可」時，有時反而會緊張得睡不著。若自言自語告訴自己「很快就會睡著」，有時反而會不可思議地讓心情平靜下來，不知不覺就睡著了

4 早上要在固定時間起床

即使晚上很晚才睡，早上也要在固定時間起床。如果因為是假日就晚起，將會搞亂生活節奏

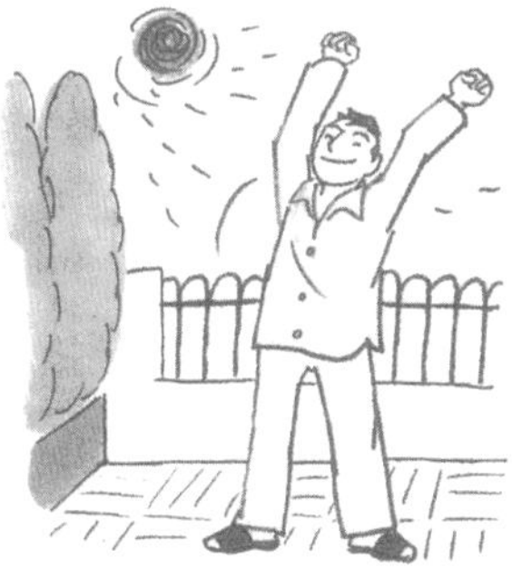

5 睡午覺不宜超過三十分鐘

雖然疲勞時睡午覺很有效，但若睡了超過一個小時，將會影響到當晚的睡眠。如果要睡午覺，宜在下午三點前，並且不超過三十分鐘

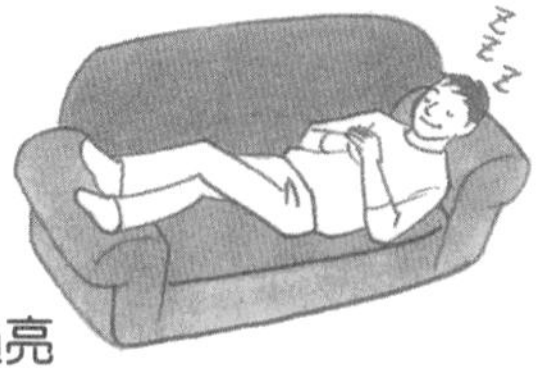

6 寢室的照明不宜過亮

容易入睡的亮度，被認為是起居室的十分之一的微暗亮度

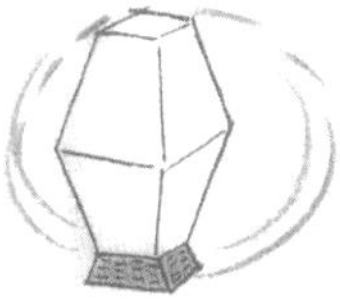

7 睡前喝酒要適度

雖然睡前喝酒容易使人入睡，但日本酒的話，不宜超過一合（0.18 公升），滲水的威士忌則不要超過兩杯，否則會造成反效果。喝酒過多的話，消除身體疲勞的「REM 睡眠」（快速動眼期）就會減少，而無法獲得優質的睡眠

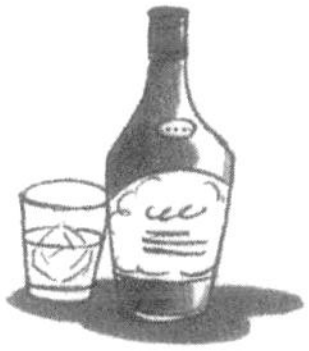

8 想像能讓自己放輕鬆的場景

睡不著時，就試著回想以前最能讓你感覺輕鬆的場景，例如，悠閒地泡溫泉的場景、一邊享受樹縫透出的陽光一邊打盹的場景等，只要容易想像的情景都可以

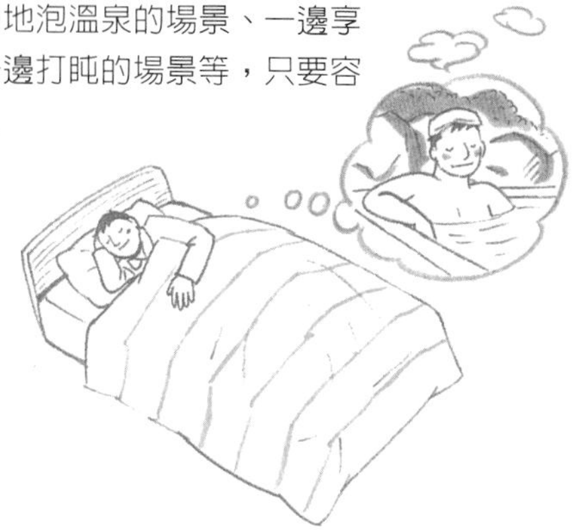

意識到自己的壓力並善加控管

在現代社會中，壓力是免不了的。別害怕壓力，設法和壓力和平共處。

適度的壓力可以成為生活的動力

壓力也可以說是產生衝勁的泉源。例如，獲得新工作時，最初會因爲責任感或不安等而感到有壓力。但是，透過這樣的壓力感，就會產生緊張感和達成目標的企圖。而且，如期完成工作後接著再受託同樣的工作時，就能比之前更輕鬆地將工作處理完。像這種情形，就是將過度的壓力減爲適當的壓力。換言之，就是抗壓的能耐加強了。

不要指責所有的壓力都是有害的，好好學習管理壓力的方法吧！

設法不讓壓力累積

即使是輕度的壓力，長期累積下來，也會變成很大的壓力。因此在壓力還不大時就必須將它消除，也正因爲如此，果斷地處理生活上的壓力是很重要的。

最理想的解壓方式，就是一天之中一定要有三十分鐘可以隨意揮霍的時間，一週當中至少要有一天擺脫工作，而一個月之中則要有一週是工作比較輕鬆的。

工作和私事要劃分清楚，假日時就從事自己喜歡的活動。盡量把自己的生活安排成「產生壓力→振作精神→產生新壓力」這種循環。

MEMO

壓力是人生的香料

最早提出壓力概念的是生理學者漢斯·塞利（Hans Selye），他說：「壓力是人生的香料。」

料理如果沒有香料就平淡乏味，但香料過多也不好吃，而且對身體不好。

壓力也和香料一樣。沒有壓力感的話，就會失去緊張感和企圖心，人生變得沒有樂趣。反之，壓力過大的話，也會有害身心。

為了健康，適量的香料和壓力可說是有其必要的。

不使壓力累積的6個習慣

1 言行要謹慎

心情焦躁時，常會口出惡言或採取不負責任的態度。這種不入流的言行會使人陷入自我嫌棄的境地，進而增加壓力。因此焦躁不安時，更要注意自己的言行舉止

2 假日就該忘掉工作

如果把工作帶進家庭，精神上就無法區別平日和假日，而打亂生活節奏。假日就應該脫離工作，徹底「休養」以培養精神能量

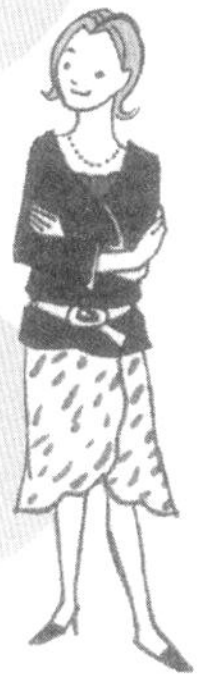

3 注重儀表

外表得宜，周遭的人看你的眼光就不一樣，而受到好評價就會產生信心，因此心情沮喪時，最好穿著鮮豔的衣服

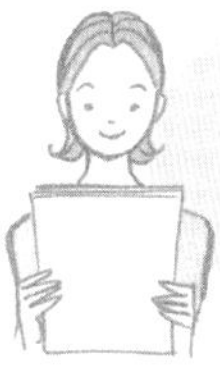

4 從會做的事開始做

工作完成期限逼近而著急不安時，或同時進行好幾項工作，幾乎要陷入混亂時，就從單純的工作先開始做。把事情一件件完成，精神就會慢慢安定下來

5 請人幫忙

如果什麼事都想自己一個人完成，往往會不知不覺地硬拚過頭。可以委託別人做的事，就請人代勞吧

6 制止自己硬撐

即使心想「不多做點，實在過意不去」，也要有底線，例如「今天要做到這裡」、「今天就只做到這裡」，讓暴衝的自己停下來

採行「動」、「靜」均衡的生活方式

日常生活是由「睡眠」、「飲食」、「運動」、「工作和學習」、「休息」等五個要素構成的。

這些要素如果能夠保持平衡的話，即使感受到壓力也能順利處理，但是容易得憂鬱症的人，往往有不顧睡眠、飲食、休息，也就是「靜」這個部分的傾向。

特別是中高齡患者，雖然不煩惱工作，但似乎有很多人不擅於悠閒地過生活。可是若不拋棄「廢寢忘食地工作是美德」的觀念，憂鬱症即使好不容易治好了，也有可能復發。

今後千萬不要忘記「休息」是生活的一部分，一定要擁有休息的時間。

至於放鬆法，其實並沒有所謂最適當的，只要尋找最適合自己的方法就可以了。

修正思考方式

之所以會得到憂鬱症，和認知偏差有密切關係，即使復原也要不斷檢視有無陷入原來的思考模式。

掌握自己容易陷入的思考模式

憂鬱症患者由於認知偏差，所以想法極端悲觀，往往會做出脫離現實的判斷。

有關認知偏差，一如第90頁所述，有「獨斷式推論」、「極端化思考」、「選擇性摘要」、「誇大與貶低」、「過度類化」、「歸責於己」、「情緒性理由」、「以偏概全」等模式。

如果能事先掌握自己容易陷入的思考模式，當即將陷入時，自己就會警覺到「又要用同樣的模式來判斷了。」而逐漸修正認知的偏差。這對憂鬱症的治療及預防復發是有幫助的。

換個角度想：「有沒有其他的辦法？」

面臨某種情況時，腦海裡便浮現某種相對應想法，這稱為「反射思考」。

反射思考包括合乎現實的正面思考和不合乎現實的負面思考。

例如，趁午休時間打電話給朋友時，對方因忙於工作而立刻掛斷電話，此時你若認為那是因為「忙碌的關係」或「正在專心工作」，這是合乎現實的適應性反射思考。

相對的，若認為那是因為「討厭我」或對方認為「沒有常識的人才會在這種時間打電話來」，則可說是不合乎現實的非適應性反射思考。

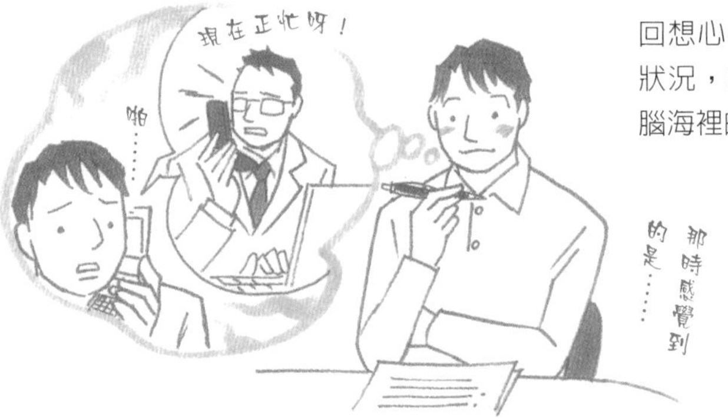

回想心情不愉快或焦躁不安時的狀況，試著自我檢視當時浮現在腦海裡的反射思考

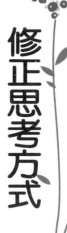

☼運用「分欄檢視法」檢視思考模式☼

	項目	記錄（例）
第1欄	〈狀況〉 盡量具體書寫心情不愉快時的狀況	午休打電話給朋友時，對方表示正在忙而立刻掛斷電話
第2欄	〈情緒及程度〉 把當時感到的憤怒、不安、悲傷、憂鬱等情緒及程度，加以編號一個個寫下來。程度方面，使用百分比描述強度（最強的為100%）	① 憂鬱 80% ② 不安 70% ③ 悲傷 60%
第3欄	〈自動思考〉 把當時瞬間浮現的想法及其確信度，加以編號一個個寫下來	① 朋友或許想避開我 90% ② 認為我不考慮對方的情況，我是沒有常識的人 80%
第4欄	〈其他的看法、想法〉 寫下在第3欄中所寫的有別於反射思考的其他想法及其確信度。重要的是，要從各種角度來思考	① 朋友真的在忙 50% ② 因為是午休時間，不至於被認為沒有常識 70%
第5欄	〈最後的情緒及想法〉 回到第2欄的情緒和第3欄的反射思考，重新評價現在感覺的程度	第2欄的情緒 ① 40% ② 30% ③ 5% 第3欄的反射思考 ① 60% ② 0%

從這個表可以看到最後的情緒從第2欄的「憂鬱」度80%降為40%、「不安」度70%降為30%、「悲傷」度60%降為5%。

若有像後者那樣的負面反射思考，就會產生認知偏差。

正式的認知行為療法，為了了解反射思考具有多少確實性，會採用「分欄檢視法」來檢視。利用上述要領，也可對自己的反射思考做自我檢視。

重點是：把焦躁不安或憂鬱時浮現的反射思考寫出來，例如「自己之所以這樣想，究竟是根據什麼？」「有沒有其他的想法？」然後重新評估。

剛開始時，第4欄的「其他的看法、想法」也許很難想出來。此時，就問問自己：「如果你是那個人，你會怎麼想？」「如果別人也是這樣的狀況，你會給他什麼建議？」

寫完第5欄時，情緒程度及反射思考的確信度就會下降，心情應該會變得很輕鬆。

透過行動改變思考模式

「採取怎樣的行動時，會有怎樣的心情」，掌握這點也有助於修正認知偏差。

逐漸增加活動的時間與活動量

前述的「分欄檢視法」，是把認知的焦點放在修正思考模式上，另外也有透過活動修正認知偏差的方法。

由於這是經由一邊在外面活動，一邊確認自己的想法究竟與現實社會有多大差距，因此對經常關在家中的人特別有效。

不過，對憂鬱症患者而言，突然想擴大活動範圍，身心將會跟不上，所以最好從自己想做的，也可以輕易做到的事項開始。

一開始，即使活動時間只有十分鐘也沒關係。只要一點一點地實行，自信自然而然就會產生，進而湧現增加活動時間和活動量的意願。

記錄「日常生活行程表」，藉以了解活動與心情的關係

最初，回想當天的活動，把幾點鐘時做了什麼記錄下來，再評估當時的心情。

正式的做法是將心情分為「達成感」和「愉快感」，並將其數值化，以十個階段來評估。此處的做法是將它簡化為以記號來評估。

例如，早上起床時心情很好就打◎，稍為好就打○，普通就打△，不好就打×，而惡劣到幾乎不想起床就打●。

把每天的活動記錄下來，大約持續一個星期左右，就能客觀掌握「怎樣的行動就會有怎樣的心情」。

擬定活動計畫並付諸實行

根據自己的活動時間擬定今後的計畫。無論什麼事都可以，但重點是要把休養中不能做到的其中一件事列在計畫中。也就是把好一陣子沒做而自己又喜歡的事列入計畫中，例如外出看電影、出門購物、到外面散步等。

擬定計畫的方法

- 把休養中沒有做到的事加進去
- 尋找覺得「做起來很有趣」的事，而非義務性的事
- 擬定有餘裕的彈性計畫，而非時間緊密的計畫

自己評估實行的結果

計畫實行後，就自己評估從哪個行動得到多少達成感和愉快感。

此時與其評估未達成的事，不如評估已達成的事。患有憂鬱症的人常會以爲「能達成是理所當然的」，因此若有不能做到的事，自我評價就會一落千丈，於是人也跟著沮喪起來。

重要的是，要重視「已達成的事」，檢驗行動前所想的與現實之間有多大落差。

例如，計畫去看電影，也確實去看了。儘管出門前以爲「去電影院是不可能的」，但一旦到達電影院，就知道那種想法與現實是有落差的。

而且，即使看電影時感到不安而中途回家，也不可因此責備自己。

對於沒能做到的事，不用太在意。

「日常生活行程表」範例

時間＼星期	週一		週二
7:00 － 8:00	起床	○	
8:00 － 9:00	吃早餐		
9:00 － 10:00	帶狗散步	◎	
10:00 － 11:00	看電視	△	
11:00 － 12:00	休息		
12:00 － 13:00	吃午餐		
13:00 － 14:00	休息		
14:00 － 15:00	朋友來電話	◎	
15:00 － 16:00	購物	○	
16:00 － 17:00	準備晚餐	△	
17:00 － 18:00	休息		
18:00 － 19:00	吃晚餐		
19:00 － 20:00	收拾餐桌	×	
20:00 － 21:00	洗澡	△	
21:00 － 24:00	看電視 23:00 就寢	○	

POINT

要有目的的行動，而非隨興

我們常會隨心情而行動，一如「今天心情很好，要把這項工作全部做完。」「現在心情不好，什麼都做不來。」的說法。

但是，這樣的行動如果落差過大，就會造成身心扭曲，容易陷入憂鬱狀態。

因此重要的是，即使心情很好，工作到一個段落時也要告訴自己「今天到此為止」而保有好心情。反之，心情低落時也不要什麼都不做，而要努力做到最低限度的事。

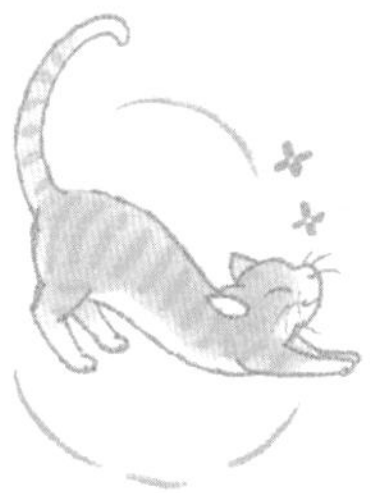

這樣做，人際關係就會順利進展

人際關係在各種會造成壓力的事件當中，與憂鬱症具有密切關係。請留意不會累積壓力的聰明交往法。

不用勉強自己跟合不來的人交往

患有憂鬱症的人都有過度在乎別人評價的傾向。他們心裡常會想著：「我如果這樣說，不知人家怎麼想？」「我如果這樣說，人家可能會不理我。」而很在意別人的眼光，想說的也不敢說，以致積壓了一大堆壓力。

人的價值觀各自不同。其中有些人即使想互相了解，但可能怎麼也了解不來。

面對這種合不來的人時，應該去了解對方和自己有什麼地方不一樣，不要勉強自己去配合對方的步調，或反過來把自己的價值觀強加於對方。

只要告訴自己：「因爲和那人合不來。」而保持距離就好。爲那種對你來說不甚重要的人費精神，是白費力氣的。

雖說如此，但對於職場的人和親戚等親近的人，並不能因爲不好對付就不跟他們說話。

此時應該去認同對方的優點，好好跟他們交往。如果只注意對方的缺點，並且將他貼上像是「他是不能信任的人」之類的標籤，就越看不出那人的優點。如此一來，被害者意識會越來越強，並因此而累積不滿的情緒。

這種「貼標籤」的心態，只會將自己的世界縮小，因此要盡量尋找對方的優點。

良好的人際關係，是從尊重對方開始。

POINT

用自己的方式與人交往

不善於交際的人，看到和任何人都能開懷暢談的社交型的人，也許會很羨慕。但是，朋友、熟識的人很多，並不表示一定是理想的人際關係。另外，也有些人如果置身在團體之中時幾乎不講話，但是一對一時卻是喋喋不休。

善不善於交際，是一個人的個性，說不上好或不好。千萬不要勉強去配合對方而把自己弄得筋疲力盡。

只要用自己的方式，自自然然地與人交往就可以了。

維持良好人際關係的重點

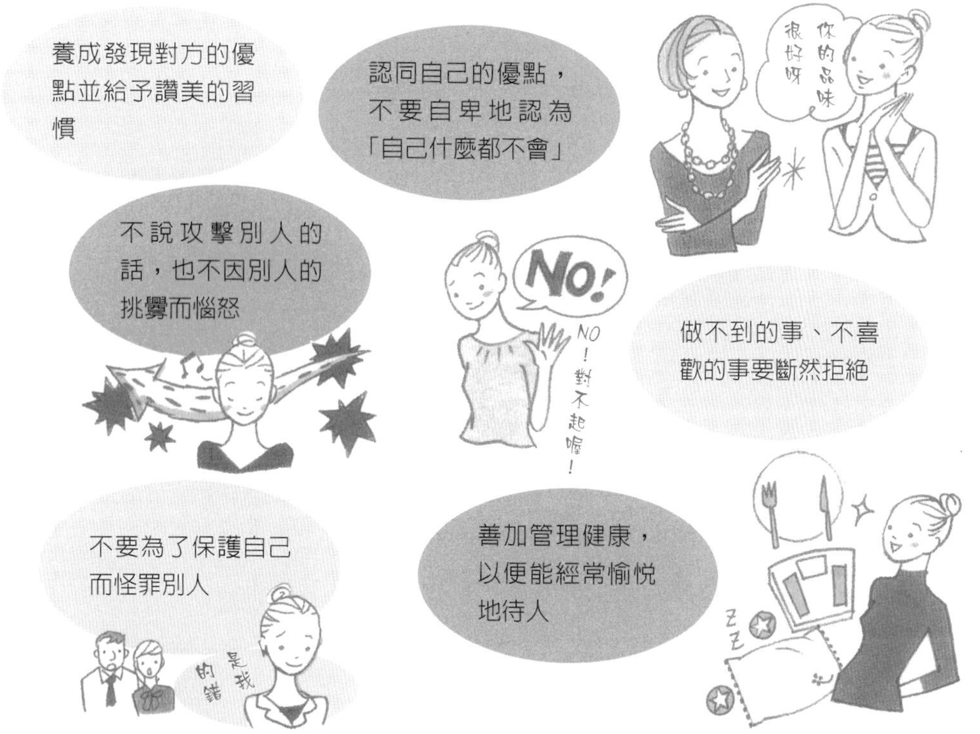

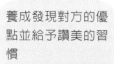

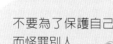

養成發現對方的優點並給予讚美的習慣
認同自己的優點，不要自卑地認為「自己什麼都不會」
你的品味很好呀
不說攻擊別人的話，也不因別人的挑釁而惱怒
NO!
NO！對不起喔！
做不到的事、不喜歡的事要斷然拒絕
不要為了保護自己而怪罪別人
是我的錯
善加管理健康，以便能經常愉悅地待人

有時必須把憤怒或不滿說出來

很多人被這種刻板印象綁住：「把憤怒表現出來是可恥的事。」但是，憤怒是每個人與生俱來的防衛機制，也是重要的情緒之一。

如果一直壓抑怒氣，將會造成新的壓力，並對懷著憤怒的自己感到厭惡，進而累積壓力。結果，平日的積憤有時可能就一下子爆發出來了。

遇到使人心裡不愉快或難以原諒的事時，直接向對方表明是有其必要的。

長吁短嘆或態度彆扭，並不能把自己的心意傳達給對方，必須用語言傳達才行。

此時，可以開口說：「我這樣說，你也許會不高興……」然後心平氣和地表達你的不滿，就不致於讓對方感到莽撞了。

重視和重要的人溝通

心裡感到不安時，最能夠支持你的是家人和親友。對於重要的人，要多交談溝通、強化情誼。

要跟家人和親友密切溝通

對自己來說不怎麼重要的人，只要淡泊交往就可以了，但與家人、戀人及親友等的關係，可不能等閒視之。因爲越是親密的關係，發生衝突時，越會造成超乎想像的壓力。

而且，發生任何問題時，能支持你、願意與你商量的也是這些人，因此和這些人密切溝通，保持互信的關係是很重要的。

不可將誤解或不合擱置不管

有些人對於家人和親友，總覺得他們是「知心的人，許多事情不說出來也能心照不宣。」因此往往疏於交談。但是不管再怎麼親

錯誤的溝通類型

● 因爲客氣而不敢直言 雖然有事想說，卻因為擔心「對方不高興」而採取拐彎抹角的說法，結果是什麼也沒傳達給對方	**● 想用態度表達** 對對方感到不滿時，不說出來，卻企圖用嘆息或鬧情緒等態度讓對方了解自己的心意
● 以爲不講對方也知道 認定「不用對方來說自己也知道，而自己的心意對方同樣也應該明白」，以致應該說的事都沒說	**● 以爲自己已將心意傳達了** 沒有確認對方是否已經了解，就自以為確實將心意傳達了。因此得不到期待中的反應，導致憤怒和不滿越來越強烈
● 單方面停止交談 以為「再說下去對方也不會明白」而停止交談。突然中斷交談默不作聲，是最沒有誠意的溝通方式	**● 任意解釋對方的話** 由於對方沒有表達清楚而摸不著頭緒，就任意解釋，並做出否定的結論

高明的溝通方法

● 即使不說也知道的事，也要用語言確認

● 對對方有所期待的事，不要光是默默期待，要直接向對方表明

● 對方所說的話不能完全理解時，要再問一次「是這個意思嗎？」不要把疑問擱置不管

● 不要任意推測對方想說的事，要確認他的真實想法

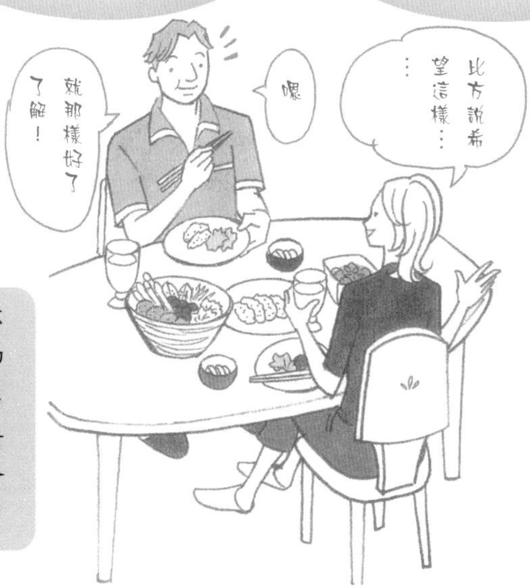

若能把自己的心意自由自在地表達出來，就不會抱怨「我不是那個意思」，或因爲「想拒絕卻不敢拒絕」而進退兩難，不知該如何才好。另外，如果能準確說明自己想拜託對方的事，對方也會爽快地幫助你。擅長溝通的的人，不會得到憂鬱症

密，由於性格不同，「以心傳心」的方式並不是人人管用。

「不說出來，他也應該知道」可說是一種天眞的想法。這樣想不只常會使人產生誤解和感情上的隔閡，也會損傷信賴關係。

不只是重要的事，就連細小的瑣事，都應該不厭其煩地表達清楚。

如果發生誤會或意見分歧時，就要將自己的心意傳達給對方，盡早解決問題。

重要的是，徹底與對方懇談，了解彼此的相異點，並取得共識。即使要跟對方妥協，也要如實地把自己的心意表達出來，免得情緒壓抑而留下不滿。

此外，如上一頁列舉的「錯誤的溝通類型」，也會造成人際關係的衝突，因此若有那些情況，就要努力改正。

透過平日的飲食強化抗壓能力

正常的飲食習慣和睡眠一樣，都有調整生活節奏的效果。尤其是必須在固定的時間吃早餐。

三餐之中，早餐最重要

一天三餐之中，最重要的是早餐。吃了早餐之後，體溫會上升，交感神經活絡起來，使大腦和身體跟著產生活力。

另外，葡萄糖是大腦的營養來源，因此不吃早餐的話，就不能供給腦部充分的營養，工作效率也會降低。而且還容易引起焦慮不安或神經過敏等，所以要好好吃早餐。

似乎有很多人會把晚餐當成一天當中最主要的一餐，但晚餐吃太多的話，不只會因爲無法完全消化而難以入睡，還會造成肥胖。與其認爲吃晚餐是爲了塡飽肚子，不如把它當作充實心靈的一餐。

輕輕鬆鬆地用餐

心裡著急、憤怒、不安時，會出現「吃不下東西」的狀態。神經興奮時，由於交感神經變得活潑，所以胃腸活動會受到抑制。

不過，只要放輕鬆用餐，副交感神經就會占優勢，讓人覺得菜更好吃。

吃飯時，不宜單獨一個人吃，最好和家人或朋友一起吃。

所謂悠閒地吃飯，指的就是細嚼慢嚥。充分咀嚼可使唾液分泌旺盛，提升味覺，進而促進消化。

飲食要點

- 在固定的時段吃早餐
- 晚餐宜在就寢的兩個小時之前吃完，之後不可再吃東西
- 和家人或朋友一邊愉快地交談，一邊用餐
- 養成一天吃三餐的正常飲食習慣

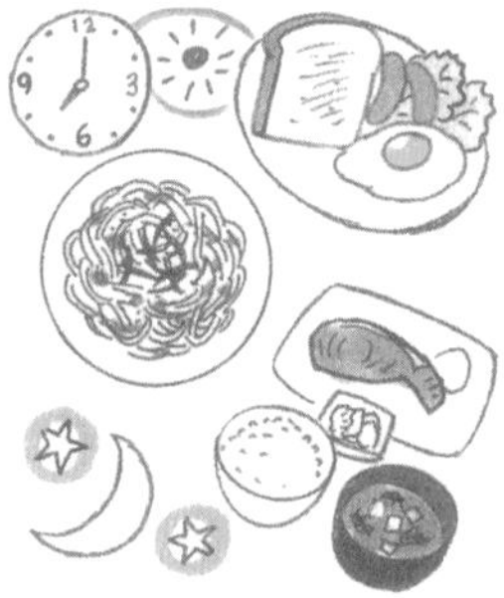

☼與腦部活動相關的食品☼

礦物質

調整生理作用的營養素

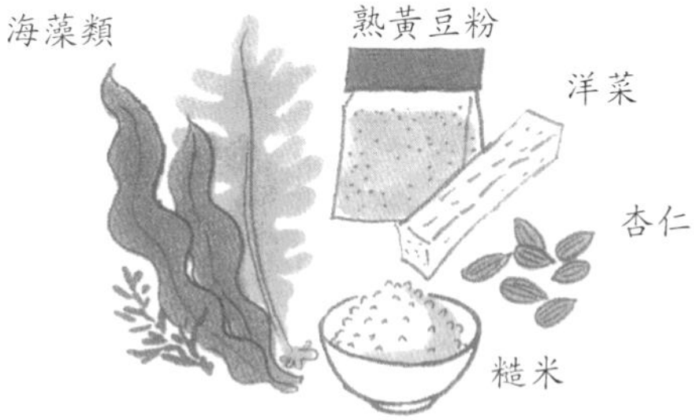

鈣

抑制中樞神經興奮

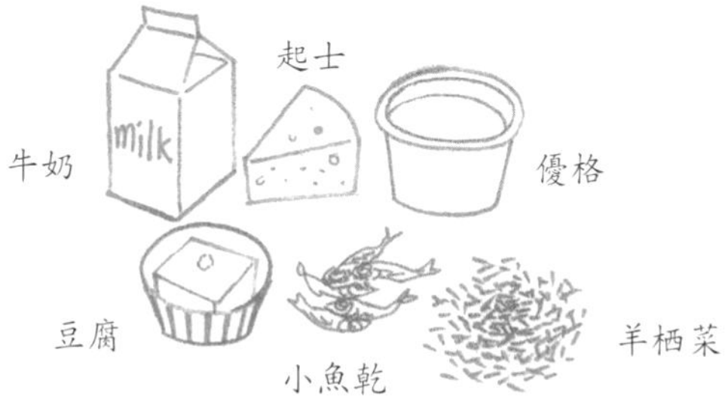

蛋白質

優良的蛋白質含有必需胺基酸，是神經傳導物質的原料

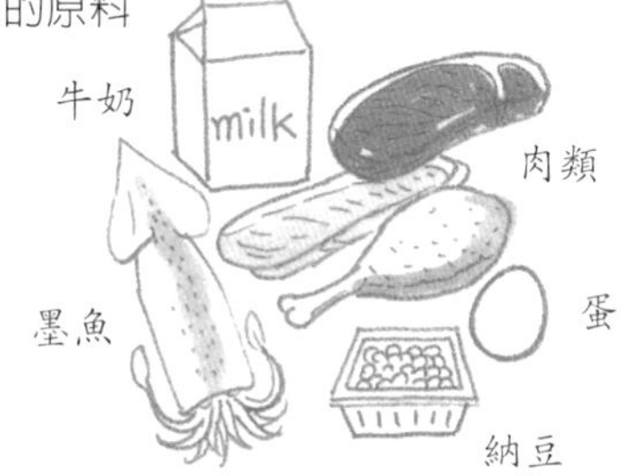

DHA（二十二碳六烯酸）

具有使腦內訊息順利傳達的功能

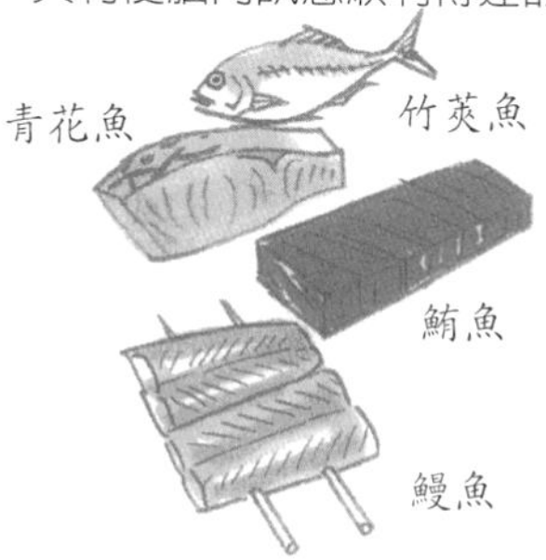

維他命 C

提高抗壓能力

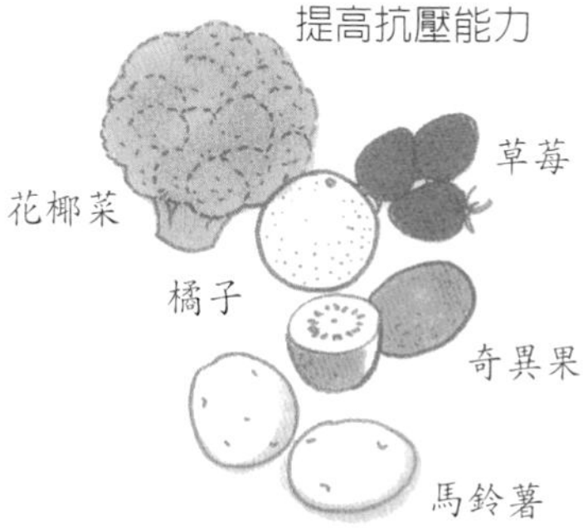

不可不知！

必需胺基酸有 9 種

從內臟器官到骨骼、肌肉、皮膚、血液、荷爾蒙、酵素、神經傳導物質，都是由蛋白質構成的。

而構成蛋白質的胺基酸約有二十種。大多數胺基酸都是在體內合成，但被稱為必需胺基酸的九種（纈胺酸 valine 、白胺酸 leucine 、異白胺酸 isoleucine 、蘇胺酸 threonine 、離胺酸 lysine 、甲硫胺酸 methionine 、苯丙胺酸 phenylalanine 、色胺酸 tryptophan 、組胺酸 histidine）人體無法自行合成，必須從食物中攝取。而含有平衡必需胺基酸的食品就稱為「優良蛋白質」。

和憂鬱症有關的神經傳導物質「血清素」的原料是色胺酸（tryptophan）。由此可見，必需胺基酸是從根本支撐身體和精神兩方面健康的重要營養成分。

透過親近大自然、動物、植物療養心靈

老是待在家裡不出門，心情會鬱悶。若是外出不致感到痛苦，就積極去呼吸外面的空氣吧！

曬曬太陽 活化身心

如前所述，陽光具有調整生理時鐘、讓人產生活力的作用。到外面曬曬太陽，不僅有助於憂鬱症的復原，也有重返社會的復健作用。

陽光不只是在晴天，就連下雨天也會微微照射。若是心情好，不帶給身心負擔的話，一天要到外面曬一次太陽。

不過陽光含有紫外線，會傷害皮膚和眼睛，長時間在戶外時，要記得做好預防紫外線的對策，如戴帽子、擦防曬油等。

在大自然中 解放身心

到空氣新鮮的地方，如森林等，心情自然會平靜下來。

那是因爲樹葉散發芬多精的作用，根據研究得知，它會帶給人開朗的感覺，具有安定精神的效果。

如果體力已回復，就到大自然中走走吧！

悠閒地倘佯在大自然的環抱中，你將發現自己竟然會爲了芝麻小事而鬱鬱寡歡，從而對人生湧出新希望。

就連小溪的流水聲和野鳥的鳴叫聲，也會使人忘記壓力，讓身心舒暢起來。

總之，透過五官去體驗這種靜謐的空間及時間，身體本來就具有的自癒力就會甦醒過來，這可說是森林浴的大效用。

預防紫外線的對策

- 夏天出門仍要穿長袖
- 戴帽子
- 戴太陽眼鏡保護眼睛
- 擦防曬油

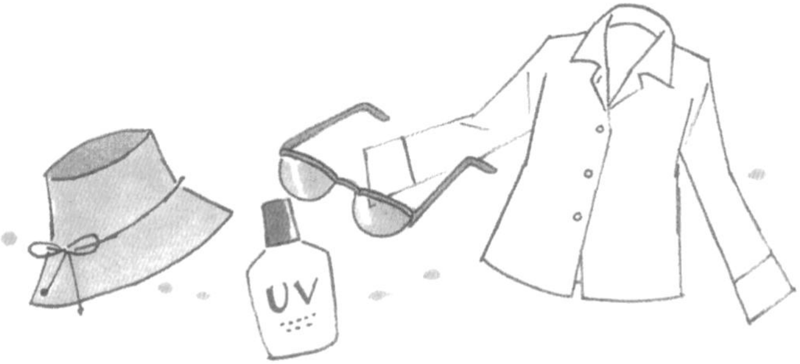

養寵物療養心靈

寵物的可愛動作，具有消除疲勞的治療效果。和人交談而感到厭煩時，若和寵物互動，心裡會鬆一口氣。

飼養寵物就非得照顧牠不可，因此也能使每一天都活得更起勁。

如果養的是必須帶出去散步的狗，對主人來說也是一種很好的活動，所以是一舉兩得。不過如果是有咬人毛病或愛吠叫的狗，反而會造成壓力，必須謹慎選擇狗的品種。

養寵物並不限於貓、狗，像是熱帶魚、小鳥等，也可以充分使心情平靜下來。

做森林浴的注意要點

1 「**步行**」一邊享受森林中的景色，一邊散步
2 「**呼吸**」走到微微出汗時，就休息一下做做深呼吸
3 「**思索**」在寂靜的氣氛中沉思

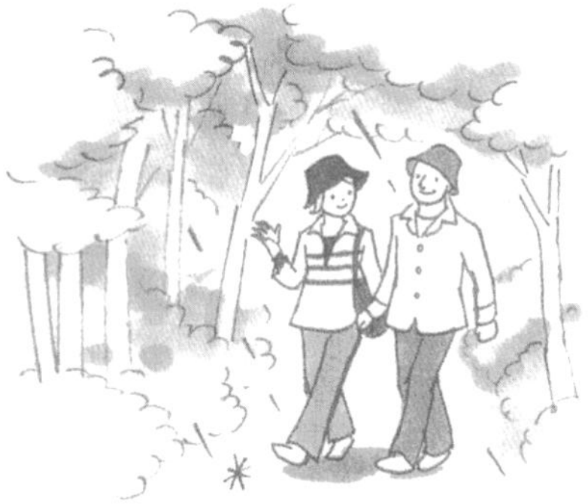

養寵物的療效

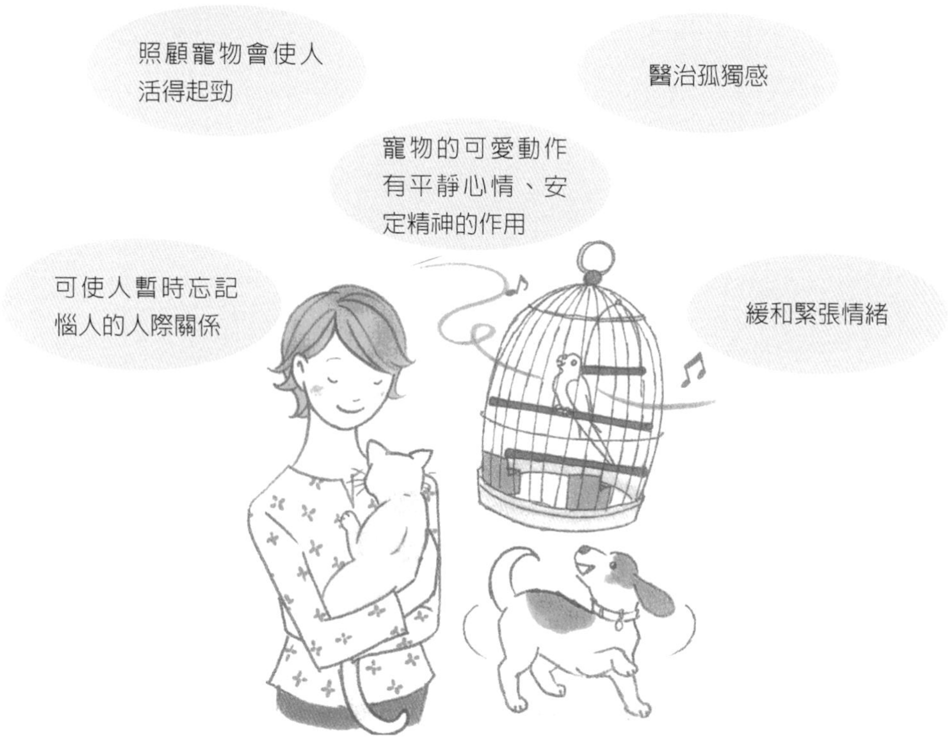
照顧寵物會使人活得起勁
醫治孤獨感
寵物的可愛動作有平靜心情、安定精神的作用
可使人暫時忘記惱人的人際關係
緩和緊張情緒

尋找適合自己的放鬆方式

想克服憂鬱，就要對壓力更敏感，一旦感覺到有壓力時，就要盡快把它消除。

擁有使心情放鬆的時間和空間

感覺頭痛或肩膀酸痛時，自己通常會意識到「啊，累積壓力了！」因而大多數的人都會在這時設法消除壓力，恢復精神。

消除壓力的方法很多，例如找朋友去吃飯或購物，熱中於嗜好或運動，出去隨便走走來個當日往返的小旅行等，甚至待在公園裡什麼都不想地呆坐著，也可以消除壓力。

經常被工作或家庭的責任感／義務感綁住的人，有時也必須從那種束縛中解放出來。

置身於脫離日常生活的另一個世界，也是發洩壓力的一種方法。

別把嗜好和運動義務化

擁有嗜好或熱心運動是有意義的，但切忌把它義務化。

有些人認爲嗜好或運動「非每天實行不可」、「一定要在固定的時間做」，就連身體狀況不佳時也勉強進行，但那樣反而會造成壓力。

如果能每天運動是再好也沒有了，但散步的話，一般認爲一星期二至三次就有效了。

嗜好和運動，要選擇能夠使自己真正樂在其中的東西，而且持之以恆也很重要。

POINT

尋找身邊的小幸福

不只大的幸福，也請試著尋找身邊隨處可得的「小幸福」。

例如，仰望藍天時的爽快感、發現可愛小花時的溫馨感、聆聽有趣的相聲時的痛快感等，什麼都可以。就連排便順暢時的快感也是其中之一。

要在壓力社會生存，對這種不起眼的小事擁有感動也很重要。

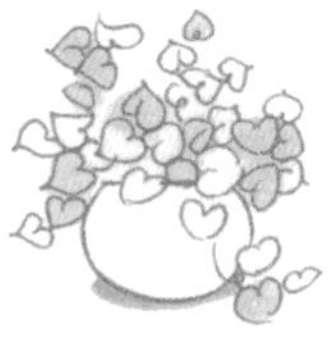

放輕鬆的方法有這些

小旅行

到山上或海邊親近大自然。不過，若搭車會造成負擔的話，就不用勉強。到附近的公園走走也可以

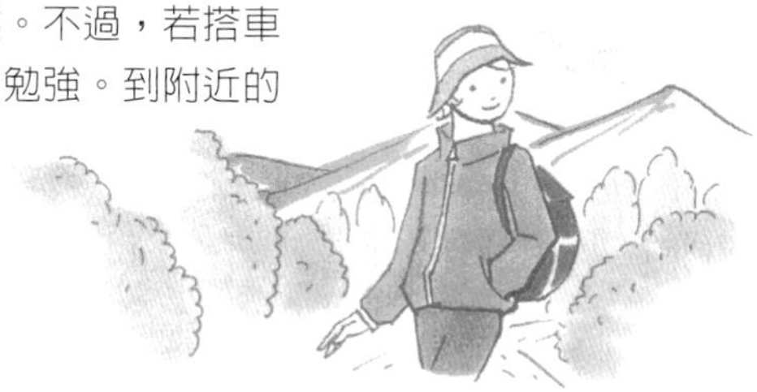

聽音樂

選擇「適合當時心情的曲子」。悲傷時，聽悲調的曲子比聽快節奏的曲子更能療癒心情。而像是溪流聲、鳥鳴聲等的情境音樂，都是值得推薦的

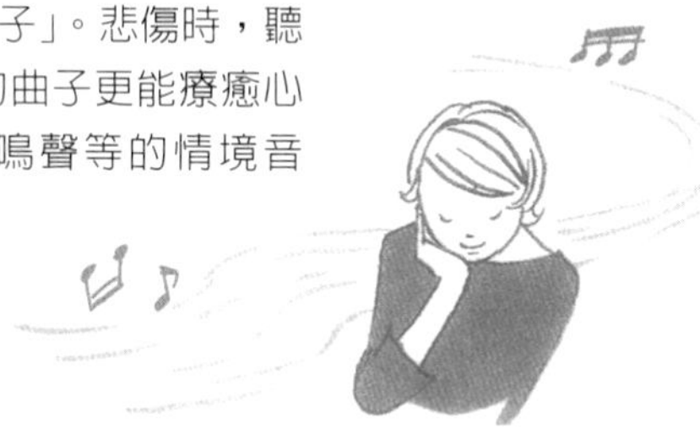

泡溫水澡

38 至 40 度 C 的微溫洗澡水，具有促進血液循環、鬆弛緊張感，使心情放鬆的效果。泡澡會流汗，所以泡澡前或後請喝一杯開水

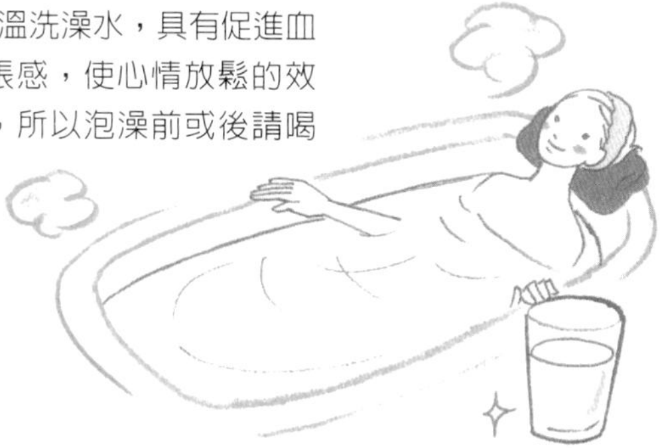

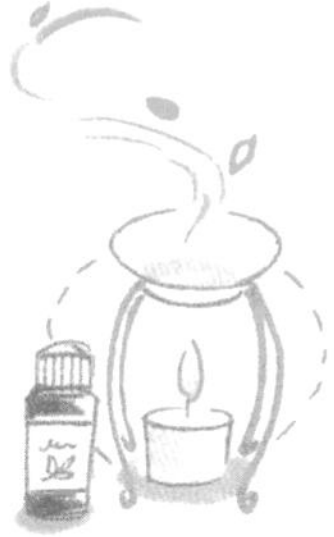

芳香療法

香氣會通過鼻黏膜刺激大腦，具有使人鬆弛或興奮的作用。請使用有放鬆效果的薰衣草或洋甘菊等藥草看看

適度的運動

做些使疲勞感不至於殘留到隔天的輕鬆運動，如散步、伸展運動等

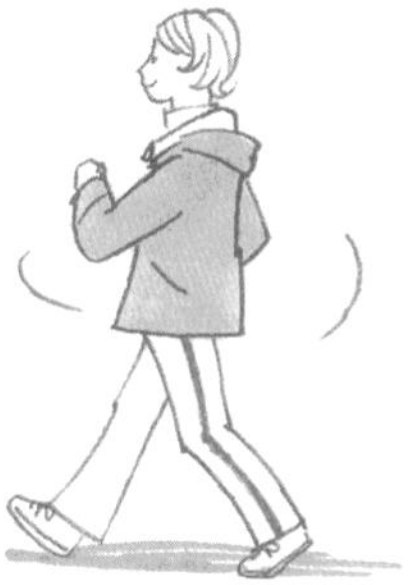

跟情投意合的人交往

互相傾聽對方的煩惱或抱怨，藉以提振精神

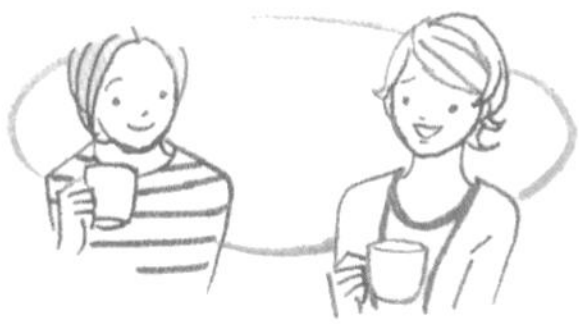

擁有嗜好

如繪畫、樂器演奏、烹飪、木工、園藝等能樂在其中的東西。如果找不到時，就想想小時候曾經想做的事

防止憂鬱症復發應注意的事項

得到憂鬱症是過度拚命的結果。今後要更珍惜自己、愛護自己。

慰勞拚命做事的自己

請回頭看看你得到憂鬱症時的狀況。你朝著目標驅使自己：「不那樣做不行」、「不那樣做心裡會過意不去」，你比別人多好幾倍的努力不是嗎？

為了走出憂鬱症，就必須正視那樣的想法和生活方式的問題，你必須告訴自己「今後要卸下負擔，輕鬆過日子。」改變以往硬幹的生活態度。

擁有目標是很重要的，但是即使無法達成，也要認為「已經完成七、八成了，這可以啦。」只去評估做完的部分。

至於周遭的人怎麼看你，大可不必在意，你要更愛護自己，有時就犒賞自己一個「快樂」、「喜悅」吧！自己的壓力管理，只能靠自己來做。

心情舒暢就是最好的禮物

很多人將享受嗜好或旅行當作犒賞自己的獎品，但每個人的喜好不同。

有些人會因為「沒有嗜好可不行」的觀念而感到有負擔，有些人對旅行不大有興趣。其實，只要是能使心情愉快的事，就是給自己最好的禮物。

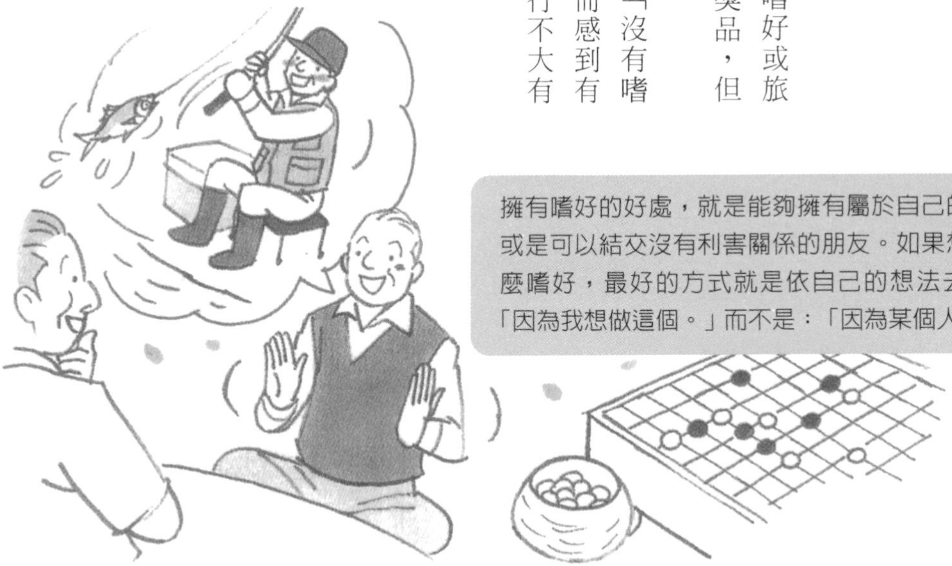

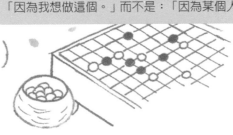

擁有嗜好的好處，就是能夠擁有屬於自己的時間，或是可以結交沒有利害關係的朋友。如果想擁有什麼嗜好，最好的方式就是依自己的想法去選擇：「因為我想做這個。」而不是：「因為某個人推薦。」

環境變化時要注意身心有無異常

「環境變化」經常是憂鬱症的引爆點。

不只是離婚、失業等不幸事件，就連搬家、結婚等喜事，也會成爲憂鬱症的起因。

因此，身邊發生任何變化時，就要特別注意，告訴自己：「現在是容易復發的時期，千萬勉強不得。」

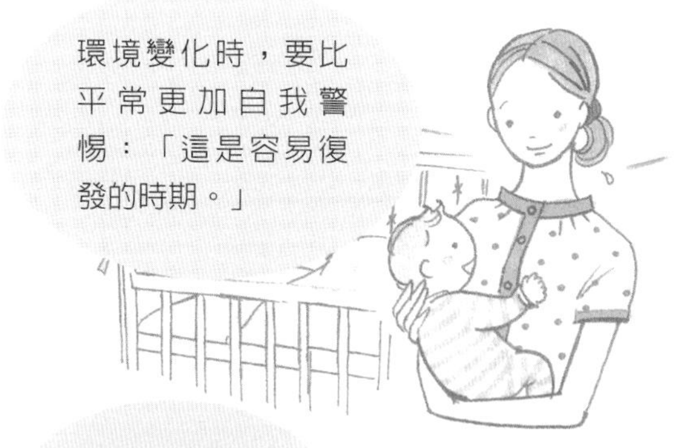
環境變化時，要比平常更加自我警惕：「這是容易復發的時期。」

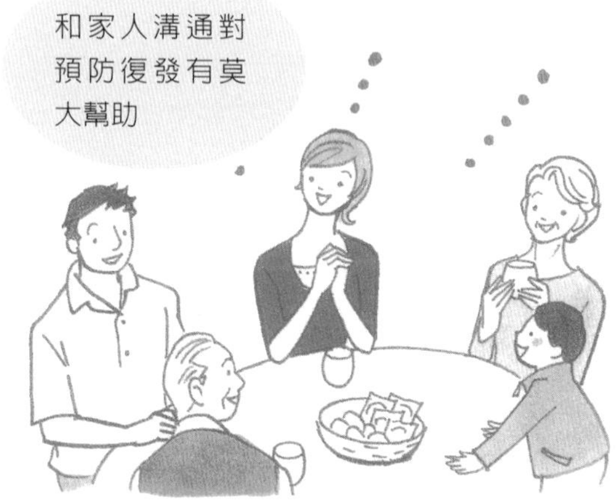
和家人溝通對預防復發有莫大幫助

另外，環境變化時，更需要擁有和家人交談的時間。有時，不知不覺中累積壓力，只要碰到一點小事，就會返回憂鬱狀態。爲了避免這種情況，加強與家人的聯繫是很重要的。

對於憂鬱症的復發，「不要過度放心，也不要過度擔心」

再說一次，憂鬱症是容易復發的疾病。而復發的原因，大多是「以爲症狀消失了就停止服藥」、「沒有充分休息」等。

即使恢復到可以從事一般的工作或家事，也不可過於放心地認爲已經完全回到原來的自己了。

持續服藥的意義，就是預防復發，請遵照醫師的指示確實服藥。

爲了消除疲勞，休息當然是必要的。在工作或家事之間安插休息時間，假日就好好休息，如此刻意休息才妥當。

另一方面，不可過度擔心復發。老是擔心會不會復發，將造成另一種壓力，有時反而會因此誘發憂鬱症。要緊的是：「不要過度放心，也不要過度擔心。」

在日本，重回職場的「適應訓練」

能過著一般的日常生活時，就表示即將可以回到工作崗位了。最初先從邊復健邊工作開始，然後慢慢增加工作量。

復職的時間點，要與醫師和上司商量後再決定

恢復到能夠過著一般的日常生活時，如果醫師表示「可以回去上班了」，就可將復職的意願傳達給上司。

不過，如果是因為職場環境的問題而得憂鬱症的話，再回到和以前一樣的環境，就很難避免復發。

即將回到公司上班前，患者和職場的上司、家人須先商量，決定好患者的工作環境，如職位、工作內容及工作時間等，讓患者能在無負擔的情況下復職。

這種「環境上的準備就緒」，和治療憂鬱症的三個支柱：休養、藥物治療和精神治療一樣重要。

從邊復健邊上班開始，再慢慢增加工作量

剛回到工作崗位的患者為了補償休假中帶給別人的麻煩，經常會像以前那樣傾全力工作，但此時患者的病還沒有完全治好。

重回公司上班的一開始，最好請求安排能以自己的步調進行的輕鬆工作，上班時間縮短為一天約四小時，工作性質也要避免具有時間緊迫性的。

雖然未必能夠回到原來的工作崗位，但從其他職位獲得新的任務，因此而重拾信心的患者也不少。總之，不執著於以前的工作崗位是很重要的。

POINT

醫師、上司、家屬三者必須互相聯絡

當患者即將重回職場時，主治醫師、患者家屬及職場上司要共同商量，將職場環境調整為最適合患者的狀態才理想。

主治醫師難以出席共同商量時，就請其在診斷書上寫明患者的目前狀況，以及對理想的職場環境的意見。

最近，支援憂鬱症患者重回職場的機構越來越多，因此利用這些服務也是個好辦法。

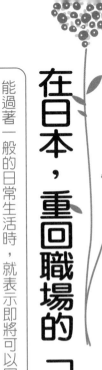

☼重回職場前的流程☼

一旦復原，就和主治醫師商量，請教重回職場的時間及方法

↓

患者本人及其家屬，就自己所期望的事項與職場上司商量

→

訂定復職的目標

〈注意事項〉

- 如何訂立雇用形態？（如正式職員、契約職員、特約職員、計時員工等）
- 如何訂立上班時間？（如專職制、按時計酬制、彈性上班制等）
- 何時復職？（如三個月後、半年後、一年後等）

↓

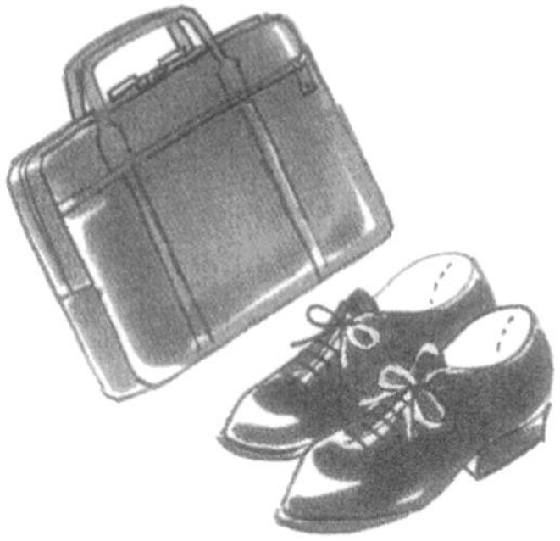

邁向目標

〈注意事項〉

- 能否恢復生活節奏？（如：起床、就寢的時間是否固定，一天是否吃三餐，是否有規律地排便等。）
- 能否一個人單獨過日常生活？（如：能否自行更衣、洗澡等日常動作；能否獨自出門辦事等。）
- 體力恢復了嗎？（如：白天能否清醒著，在上班時間這個時段能否工作，能否經得起上下班時的交通擁擠等。）

※一邊檢查自己的身體狀況是否達到目標水準，一邊設法達到最低目標的水準

↓

邊復健邊上班

實際上班時

〈注意事項〉

- 生活節奏能否配合上班時間？
- 工作所需的基本體力恢復了嗎？
- 有沒有工作意願？
- 能否應付壓力？
- 能否適應職場環境？（能否應付排定的工作時間、工作內容？）

※對於無法達成的部分，要和上司商量，請求改善環境

← 疲勞感強烈時，就延後復職

→ 如果沒有特別的問題，就可以恢復上班

日本支援復職的服務機關

在日本，支援復職的服務目前雖然不多，但已在逐漸增加中。如果附近有支援服務機構，就利用看看吧！

殘障者職業中心的復職課程

在日本，從事憂鬱症復職支援的機關備受矚目，而且這類機構的數目也逐漸增加中。

日本的各郡道府縣都設有「殘障者職業中心」，主要就是在支援殘障者就業，他們從二〇〇五年開始辦理憂鬱症患者的復職課程。

針對重回職場的復職課程，包括如何與主治醫師及職場相關者進行協調、應付壓力、邊復健邊上班等。

該復職課程是免費的，但參加者必須是「雇用保險被保險者」，而且每一期最多只收十人，即使想去上課也不一定能立即報名成功。

（審定註：在台灣，身心障礙的就業，還是包括在一般的就業中心辦理，有專人負責。）

社區心理衛生中心的憂鬱症照料

在辦理精神障礙者及其家屬的商談或支援的社區心理衛生中心（設置於各郡道府縣）當中，有的也有從事憂鬱症患者的復職支援工作。

其支援內容包括恢復職業技能的課程，幫助體力恢復的運動和休養，提升團體適應力的團體集會等，有需要的憂鬱症患者可以去參加。

不過，從事這種照料的社區心理衛生中心，目前並不多。

醫療機構和民間企業支援復職的課程

醫療機構當中，也有獨自開設幫助患者復職的課程。不過目前有這種服務的醫療機構還很少，有需要的可上網查詢。

參加醫療機構開辦的復職支援課程時，最好先與主治醫師商量。

此外，有些企業會以人事部或總務部做為窗口，與外面的諮詢機構簽訂合約，致力於輔導員工紓解精神壓力的對策。（審定註：台灣目前勞委會正研議是否把「憂鬱症」列為職業傷害。因為之前都不認為是身心障礙，所以這部分的服務較少。）

☼在日本，殘障者職業中心提供的復職支援☼

地區性的殘障者職業中心，對於以憂鬱症為主的心理疾病患者（支援對象）及雇用該患者的企業主，在與主治醫師的合作下，給予重回職場或繼續雇用的專門性支援。

重回職場的協調	接到支援對象（患者）、企業主、主治醫師等任何一方有關重回職場的支援申請時，須透過與其商談，確認三者對重回職場的想法和意見，然後在三者的同意下，進行支援邁向重回職場的活動或目標的達成。
復職支援	根據支援對象（患者）、企業主、主治醫師三者的共識，一邊與主治醫師、企業主合作，一邊進行如下的支援。 1 **對企業主**：一邊和企業主商談，一邊設定重回職場的職務內容、勞動條件等。促進上司、同事理解，使其接受重回職場的請求；提供掌握重回職場後的支援對象（患者）的狀況、適當的應對方法，以及與家屬、主治醫師合作等的相關建議。 2 **對支援對象（患者）**：透過地區殘障者職業中心的協商，提升生活及照料所需要的基礎體力；提升完成工作所需要的專注力、持久力；提升面臨壓力時的情緒和身體狀況的自我管理及人際關係的對應能力。

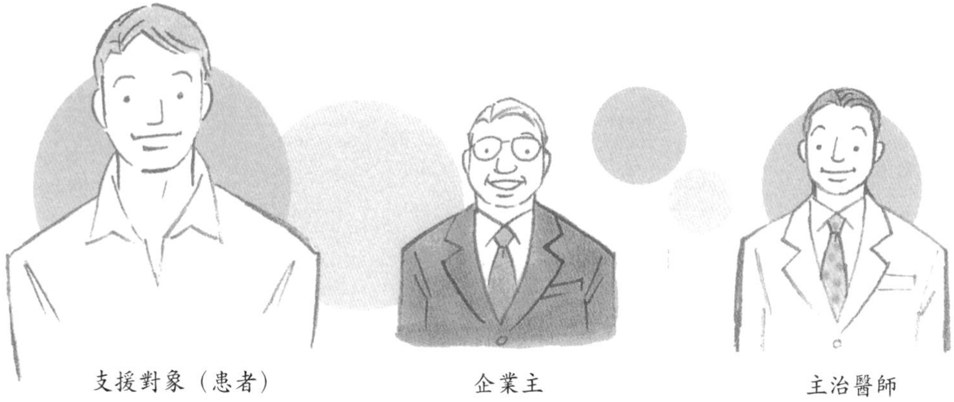

上班族應該知道的事

近年來，上班族的心理健康備受重視。「職員的心理疾病不是個人可以解決的」這種想法日益普及

應將憂鬱症視為公司的整體問題之一看待

公司職員有身體方面的疾病時，大多是本人在健康管理上有疏忽造成的。但是，像憂鬱症這種由於各種因素纏繞在一起而發生的疾病，則必須從公司的整體檢討起，像是爲什麼那位職員會得憂鬱症？職場有沒有誘發憂鬱症的因子？……等。

如果不能認清現在這個時代「心理疾病已非個人問題」，那麼同一個職場，可能會出現好幾個憂鬱症患者。

假如公司中有職員得了憂鬱症，上司和同事最好都能擁有正確的憂鬱症知識，以便做適當的對應。

必須有職場的理解和協助才可能好好休養

由於得憂鬱症的大多是勤勉的人，因此即使主治醫師再怎麼說明休養的重要性，患者往往還是不肯休息。此時上司應該建議患者：「爲了能夠確實治好，你還是好好休息比較好。」

至於要休養多久，很難一概而論，有些人需要休養兩個月，也有些人恐怕要三個月才比較理想。

把環境整頓好，讓患者能夠輕鬆復職

患者希望重回職場時，得先徵求主治醫師的意見，做好接納患者的準備。

上班族的憂鬱症徵兆

- 遲到、請假增多
- 反覆犯小錯誤
- 工作態度變得懶散
- 表情變得陰鬱
- 愛發脾氣
- 飲酒的量增加，變得常喝醉

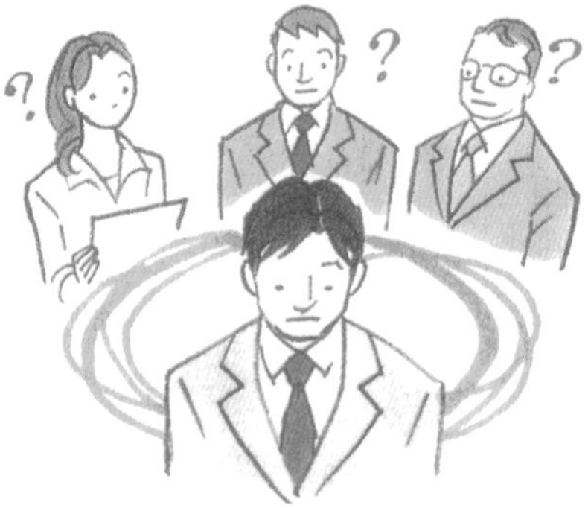

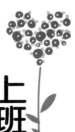

在憂鬱症的治療方面，職場的上司也和家屬一樣，擔任重大的任務
上司要掌握每個職員的性格，同時檢視職場內有沒有會引起憂鬱症的因素

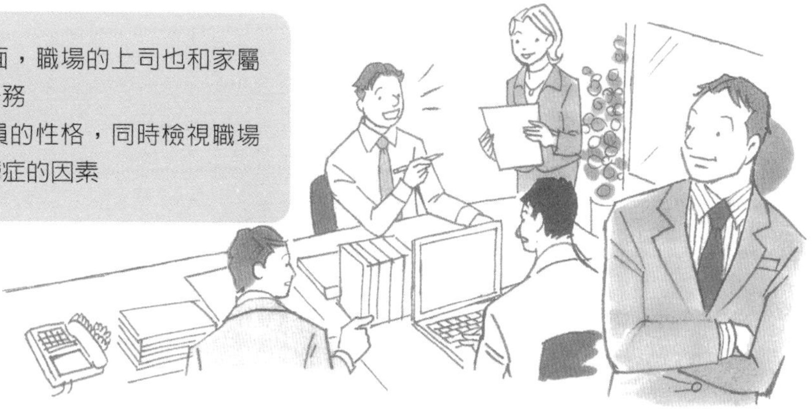

剛開始，爲了使患者能自在地通勤，必須同意患者下午上班，或讓患者擔任能配合自己步調的工作。

也許有的上司會認爲「要做那種半復職的事就免了，等恢復到能像以前那樣工作再回來吧！」但是讓患者慢慢適應是很重要的，但願爲人上司者能理解。

不過，若一直只讓患者擔任輕鬆的工作，不只對患者本人沒有幫助，對公司來說也是損失。

況且，患者原本就是優秀的職員，如果一直讓他從事輕鬆的工作，他會越發覺得「自己沒有能力，是個無用的人。」而引起憂鬱症復發。因此，上司最好斟酌患者本人的情況，一點一點慢慢將其工作量提升到正常的狀態。

另外，上司也應該掌握患者的性格，同時回頭看看患者得病時的狀況，採取支援的態度以防復發。

周遭的人 不要過度擔心

患者一旦回到原來的工作崗位，難免會想：「周遭的人不知會如何對待我？」而使心裡充滿不安和緊張感。

接納的一方，如果因爲心理疾病而特別關照患者，或相反的採取冷淡的態度，患者會覺得被疏遠，而更加難過。

理想的態度就是像以前一樣，視患者爲一般的同事。

不過，要理解患者還需要定期回診和服藥，以及過度的壓力會導致憂鬱症復發，不宜刺激他。

在患者過了適應期，回到能正常上班之前，請盡量不要說出讓患者著急的話。在周遭的人如此協力之下，便能使患者完全重回職場。

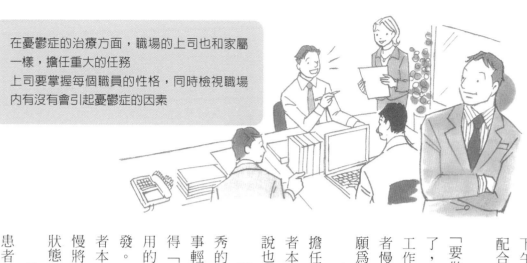

專欄

透過簡單的伸展運動，使心情平靜下來

伸展運動是以彎曲或伸展肌肉和關節為主的柔軟體操，具有鬆弛身心的效果。

因為刻意在肌肉的某部分使力，會使肌肉緊繃，然後慢慢放鬆，神經就會鬆弛下來。

做伸展運動的要領是：充分體會使力（緊繃狀態）和放鬆（鬆弛狀態）的感覺，並掌握其間的差異。

這種運動無論在什麼地方都可以做，因此當不安或緊張感增強時，就做做這種簡單的伸展運動讓心情平靜下來吧！不過重要的是，別做得過度，以及不要拘泥於它的形式。

1 握緊拳頭、手臂彎曲，縮肩、兩臂用力高舉

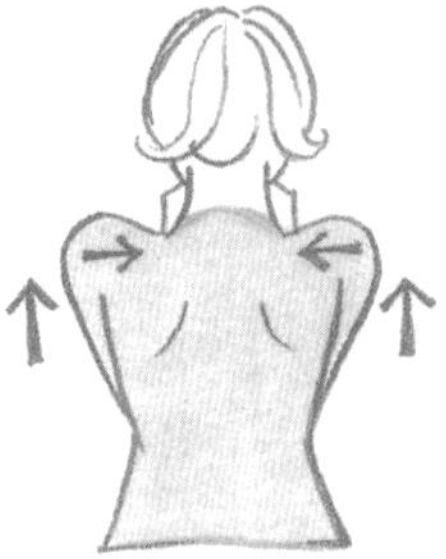

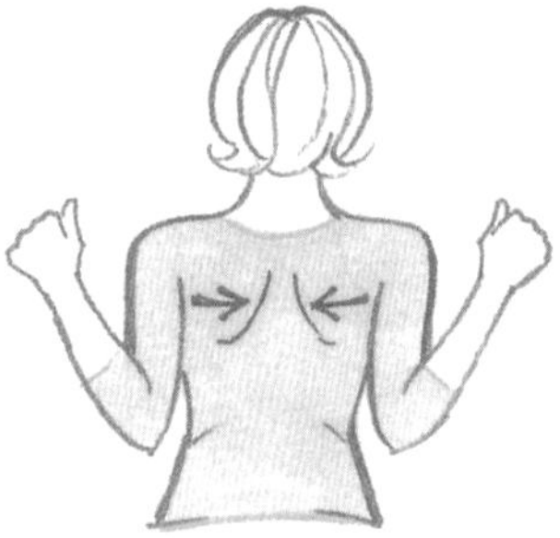

2 擴胸、縮小脊背。感覺到緊繃狀態後，再放鬆

3 縮胸、張開背脊。感到到緊繃狀態後，再放鬆

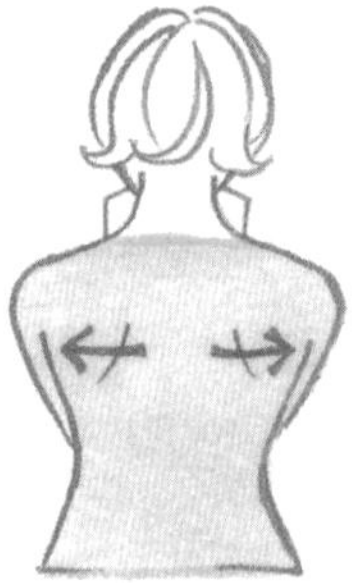

【附錄】

台灣常見的抗憂鬱劑種類

分類		藥品學名	商品名	服用量（mg/日）
單胺再吸收抑制劑	三環類	amitriptyline	tryptanol	50－300
		clomipramine	anafrani	150－300
		desipramine	norpramin	50－300
		doxepine	sinequan	50－300
		imipramine	tofranil	50－300
		melitracene	deanxit	30－300
	四環類	maprotiline	ludiomil〔低落美〕	50－300
		trazodone	myseril〔美舒鬱〕	200－600
	SSRI	sertraline	zoloft〔樂復得〕	50－100
		fluoxetine	prozac〔百憂解〕	20－40
		paroxetine	seroxat〔克憂果〕	20－40
		fluvoxamine	luvox〔無鬱寧〕	50－100
	SNRI	venafaxine	efexor〔速悅〕	75－225
		duloxetine	cymbalta〔千憂解〕	40－60
	其他的新一代 NDRI 或 NaSSA	bupropion	wellbutrin〔威博雋〕	200－400
		mirtazapine	remeron〔樂活憂〕	30－60
單胺氧化酶抑制劑		moclobemide	aurorix〔歐蕾思〕	300－400

參考資料：楊延光、鄭淑惠，《全方位憂鬱症防治手冊》，張老師文化，2006。

國家圖書館出版品預行編目資料

圖解憂鬱症完全指南 / 平安良雄著；蘇惠齡譯.
-- 初版. -- 臺北市：原水文化：
家庭傳媒城邦分公司發行, 2009.04
冊；　公分. --（Dr.Me 健康系列；112）

ISBN 978-986-7069-91-7（平裝）

1. 憂鬱症

415.985　　　　　98002542

Dr.Me 健康系列 112X

[圖解]憂鬱症完全指南[修訂版]

作　　者 / 平安良雄
譯　　者 / 蘇惠齡
選 書 人 / 林小鈴
責任編輯 / 梁瀞文
文字校潤 / 楊如萍
美術設計 / 周淑惠、江儀玲

行銷企劃 / 洪沛澤
行銷副理 / 王維君
業務經理 / 羅越華
總 編 輯 / 林小鈴
發 行 人 / 何飛鵬
出　　版 / 原水文化
台北市民生東路二段 141 號 8 樓
電話：（02）2500-7008　傳真：（02）2502-7676
網址：http://citeh2o.pixnet.net/blog E-mail ：H2O@cite.com.tw
發　　行 / 英屬蓋曼群島商家庭傳媒股份有限公司城邦分公司
台北市中山區民生東路二段 141 號 2 樓
書虫客服服務專線：02-25007718 ；02-25007719
24 小時傳真服務：02-25001990 ；02-25001991
服務時間：週一至週五 9:30~12:00 ；13:30~17:00
讀者服務信箱 E-mail ：service@readingclub.com.tw
郵撥帳號 / 19863813 戶名：書虫股份有限公司
香港發行 / 香港灣仔駱克道 193 號東超商業中心 1 樓
電話：852-25086231　傳真：852-25789337
電郵：hkcite@biznetvigator.com
馬新發行 / 城邦（馬新）出版集團　Cité(M)Sdn. Bhd.
41, Jalan Radin Anum, Bandar Baru Sri Petaling,
57000 Kuala Lumpur, Malaysia.
電話：+603-9057-8822　傳真：+603-9057-6622
電郵：cite@cite.com.my

製版印刷 / 卡樂彩色製版印刷有限公司
初　　版 / 2009 年 4 月 21 日
2012 年 9 月 4 日初版 3.5 刷
修 定 版 / 2015 年 5 月 19 日
2023 年 1 月 6 日初版 2.5 刷
定　　價 / 300 元

城邦讀書花園
www.cite.com.tw

ISBN 978-986-7069-91-7